杨朝义

编著

针灸
临床技巧与心得
——开启《灵枢》之门

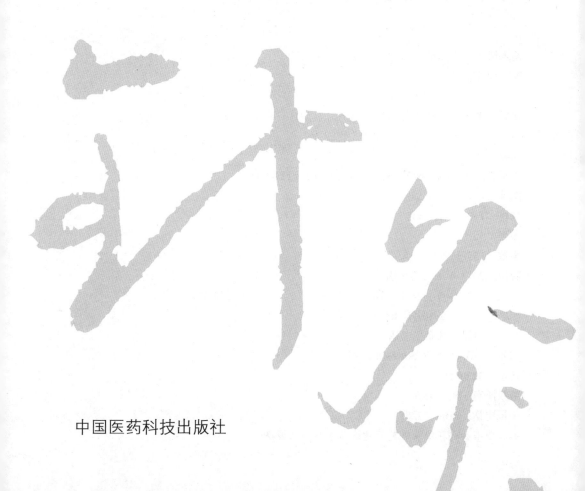

中国医药科技出版社

内 容 提 要

本书以《黄帝内经·灵枢经》为指导，以作者临床经验为基础，理论联系实践，实践根于经典。全书将作者针灸应用体会全盘托出，点滴见功底，具有极强启发性，无论对于针灸初学者或爱好者，还是有一定经验的临床工作者，读后定会大有所获。

图书在版编目（CIP）数据

针灸临床技巧与心得：开启《灵枢》之门 / 杨朝义编著. —北京：中国医药科技出版社，2018.1（2024.9重印）

ISBN 978-7-5067-9621-7

Ⅰ. ①针… Ⅱ. ①杨… Ⅲ. ①针灸疗法 Ⅳ. ①R245

中国版本图书馆 CIP 数据核字（2017）第 247823 号

美术编辑　陈君杞
版式设计　张　璐

出版　中国医药科技出版社
地址　北京市海淀区文慧园北路甲 22 号
邮编　100082
电话　发行：010-62227427　邮购：010-62236938
网址　www.cmstp.com
规格　710×1000mm $\frac{1}{16}$
印张　12¾
字数　185 千字
版次　2018 年 1 月第 1 版
印次　2024 年 9 月第 4 次印刷
印刷　北京侨友印刷有限公司
经销　全国各地新华书店
书号　ISBN 978-7-5067-9621-7
定价　**32.00 元**

前 言

在临床教学中，众多学员在几年前就一直鼓励我写一本自己的临床经验集，以便于他们临床时参考运用，但总感觉经验不足，所以一直没有行动。随着学员们日渐迫切的要求和教学的需求，以及针灸热潮的来临，本书的写作时机也日渐成熟。本书的写作目的就是把自己平常所学、临床所用尽可能较为真实地反映出来，将自己的针灸临床运用核心思想较为完善地表达出来。

本书分为 7 个部分，分别是：针灸要领、单穴妙用、特效组穴临床运用、临床巧治、针灸优势病种治疗、特色针法、疑难病针灸治疗心得。这 7 个方面既有理论性又有很强的实用性，可谓理论与实践相贯穿，基础与运用相结合，书中内容突出了实用性、学术性、系统性、全面性、继承性、启发性。

本书内容以笔者的临床实践经验为基础，以《黄帝内经》为指导，理论联系实践，虽不敢说是经典，但确为临床干货。愿本书能带给将要踏上针灸之路的同道和已在针灸之路上的同道一点启发，在临床治疗中有所帮助，能够给读者有所收益，也算是本书的价值所在。

笔者对本书的写作过程虽不敢有半点懈怠，竭尽全心全力，但由于本书的编写全是在临床、教学工作之余完成的，加之受个人知识和语言文字功底所限，不当之处在所难免，恳请读者批评指正，以助今后提高，在此表示诚挚的感谢！

杨朝义

于山东沂源净心斋

丁酉年交秋子时

目 录

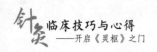

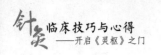

第一章　针灸要领

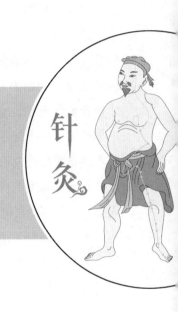

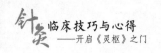
第一节　如何学好《针灸学》

"针灸易学难于精"，这是对针灸学习最精准的概括。确实如此，《针灸学》是一门多学科的集中体现，要想做好针灸不是一件容易的事情。不是说你知道了几个穴位，凭着胆大，敢去扎几针，或是扎得患者满身是针，就是会针灸了，这顶多算是一个针灸匠而已，不能算是一个专业的针灸医生。当今导致我们针灸滞后最重要的原因就是从业人员技术水平普遍低下，得不到广大患者的认可，才使我们针灸综合水平越来越低下，也越来越得不到大家的认可，从而使我们的中华瑰宝——针灸开始衰退。因此现在很多人不了解、不相信针灸，患病后不知或不愿意接受针灸治疗，使针灸的医疗价值没有得到充分发挥，十分可惜。随着近几年国家高度重视中医的发展，以及中医针灸得到了世界的认可，故又引起了人类对中医学的再度重视。

中医学的春天来了，越来越多的人开始喜欢中医，越来越多的人开始学习中医，尤其是针灸具有简、便、廉、验的特点，受到了更多国内外中医爱好者的青睐。这原本是一件好事，但是由于现代人的急功近利，导致了快餐式的医学学习，就如上面所言，从业人员仅掌握几个穴位，就开始从业，连最基本的经络腧穴理论都不明白，甚至也没有学过，更谈不上中医基本理论或医学专业知识的学习。这是一个非常可怕的问题，若长此以往发展下去，我们的针灸又会走到一个死胡同。那么怎样更快更好地学好针灸是一个既重要又现实的问题，就这个问题笔者结合自身学习针灸的感悟，借此与同道们商榷。

一、中医基础理论是学习针灸的先决条件

《针灸学》从属于中医学的一部分，其核心就是中医基础理论，因此要想学好针灸、做好针灸就必须首先学好《中医基础理论》。针灸治疗是在中医理论的指导下，运用经络腧穴理论和刺灸方法，以防治疾病的一门临床学科。《中医基础理论》

是中医人奠定中医思维的基础课，如果运用中医治疗离开了《中医基础理论》的学习，就一定偏离了中医的轨道，也正是时下我们针灸所面临最需要重视的问题。针灸治病，是在中医理论指导下，进行全面诊断、分析综合、辨证施治的。正如《素问·疏五过论篇》言："圣人之治病也，必知天地阴阳，四时经纪，五脏六腑，雌雄表里，刺灸砭石，毒药所主，从容人事，以明经道，贵贱贫富，各异品理，问年少长，勇怯之理，审于分部，知病本始……守数据治，无失俞理能行此术，终身不殆。"在此已非常明确地阐明了中医治病的基本方法，这些原则不仅适合药物治疗，同样也适合针灸的运用。

辨证论治是中医学的特色和精华所在，适宜于中医各种方法的治疗，是保证治疗疗效的前提，针灸临床也不例外。早在《百症赋》就有记载："先究其病原，后攻其穴道。""先究其病原"就是指在针灸治疗疾病时，要以辨证诊断为首要，再决定如何用穴的针灸治疗要则。但是现代针灸临床对此却并不重视，错误地认为辨证是开中药的事情，对针灸医师没有用，正是这种错误的思想观念，才使得现代中医针灸如履薄冰，走入了今天之低谷。所以针灸界应当重视面临的错误问题，找准正确坐标。

针灸治病，是从整体观念出发，原理则是在于调和阴阳与扶正祛邪，从而起到治疗作用。也就说，针灸治疗疾病，是在整体观念的指导下，进行中医辨证施治，使其"阴平阳秘"，邪祛正复。这个治疗过程完全是在中医基础理论为基本的前提下实施的，否则，离开了中医基本的理论，就会出现现代针灸临床所见的"头痛医头，脚痛医脚"的片面倾向。针灸的治疗离不开中医的辨证，辨证是论治的前提和依据，因此首先要做好辨证，做好中医的辨证首先离不开中医基础理论的学习，由此中医针灸医师对中医基础理论的学习之重要性可见一斑。总之，针灸临床证明，学好中医基础理论，是做好针灸的先决条件。

二、掌握经络循行是学习针灸的开始

针灸治病是通过经络的作用达到治病的目的。古医家在长期的医疗实践中发现，经络不通、气血运行受阻，是致病的根源。医家通过各种手段运用，使经络通畅，促使气血的正常运行，而达到治疗疾病的目的。由此可见，经络是人们用来认识疾病和治疗疾病的途径，其重要性正如古医家窦材所言"学医不知经络，开口动手便错"。对经络之重要性，早在《灵枢·经别第十一》就总结得非常到位，本篇曾指出："夫十二经脉者，人之所以生，病之所以成，人之所以治，病之所以起，学之所始，工之所止也。"意思是说：人之所以生成生长，是因为十二经脉；疾病的发生原因也是因为十二经脉；人们要想健康无病，也是需要十二经脉；疾病的治疗还是靠十二经脉的原理；开始学习医学，首先要知道十二经脉；医术水平再高超的大夫，还是没有离开十二经脉。通过《灵枢》所载得这句话，我们已经非常明确地知道了经络的重要性。只要学习医学就要明白经络，何况我们是针灸医师，经络更是核心，其重要性不言而喻。

那么如何学习经络呢？首先我们要把每条经脉的具体循行按《灵枢·经脉》的原文熟背，能张口就来，所指到身体每一个部位，都能立即明确是哪条经络所行，其前后经脉如何循行都能明确，并能用现代文非常熟练地翻译。然后再把奇经八脉、十二经别、十二经筋、十二皮部、十五络脉的内外循行、属络、联系、分支、交接、交叉之处，细细阅读，反复理解，加强记忆，这样才能全面了解复杂的经络系统。如此对我们诊断疾病及治疗疾病就打下了坚实的基础。

三、熟记十四经腧穴是针灸必备的武器

通过上面所谈，我们已经明确了经络的重要性，但是经络离不开穴位，穴位也离不开经络，经络离开穴位就失去了意义，穴位离开了经络就会成为一盘散沙，所以二者相辅相成，构成针灸之核心。临床上不论针刺、艾灸、拔罐、刮痧、按摩、各种经络养生等，都必须在穴位上施行，"工欲善其事，必先利其器"，所以针灸治疗的首要任务就是掌握穴位。如何尽快掌握穴位是很关键的问题，因为十四经穴分布于周身，错综复杂，若不找出其规律性，就会杂乱无章，难以记忆，往往学前忘后，费力大而收效小，有时记住了穴位定位，而不知道是哪一经的穴位；有时记住了穴名，但是却不知穴位的定位。那么如何既快又能准确地记住这些内容呢？只有一个办法，那就是下苦功，如背经络循行一样，先背诵十四经分寸歌，如果能把十四经中各条经脉分寸歌熟背了，就能非常明确地知道穴位之穴名、部位、归经及定位，这样一般也不会忘记，多能伴随自己一生。现在新版的

《经络腧穴学》教材中，多数都有穴位分寸歌诀记载，对此一定要熟背，在学习中更重要得是不但要熟背，而且还要经常在自己身上或别人身上点穴实践，反复练习，能达到提到哪个穴位，就可以正确点到哪个穴位，即能得心应手熟练地将穴位准确定位为止。

穴位有很多，要想达到各个穴位能熟练掌握，是一件很难的事情，为了更好地运用穴位、有效地运用穴位，在学习时可有重点的掌握一些重要穴位，这一点在学习初期就必须明确。抓住要领，掌握原则，对于重点穴位要明确其穴性、知穴之属、辨穴之长、熟穴之伍、明穴之用、穴尽其用，而充分发挥穴位的治疗作用。这一点对于初学者来说尤为重要，这样就会在全面学习的基础之上有重点的掌握。

四、针法练习是迈向临床的第一步

以上所谈均是理论的学习，学习理论的最终目的是为了运用到临床，走向临床的第一步就是针刺练习。针灸是通过医者的手技操作发挥治疗作用，所以针刺练习是重要的环节，是迈向针刺开始的第一步。只有练好了手法，有了指力，操作熟练，临床操作才会让患者无痛或微痛，得气才会迅速，疗效当然就会提高；反之，指力弱，则进针时往往针身弯曲，不能一刺透过皮肤，患者的痛苦必然因此加深；同时手法不熟练，得气就会迟缓，奏效自然缓慢，甚或没有疗效。所以古代医家都非常重视针刺练习，凡学习针灸者必须经过一段很长时间的针刺手法练习，只有手法练习过关了，才能在人身上施以针刺。现在学习的针灸医生则不然，刚刚知道一个穴位，就拿着人去针刺练习，更不愿意花时间去练习，认为是浪费时间，而完全省去了这一个环节，甚至教课的老师也不再强调这一方面的重要性，不再让学生去练习，以至于导致了今天针灸医生的一个共同现象，普遍的针刺手法不过关，针刺时患者痛苦较大，难以得气，导致疗效降低。对此，应该引起广大针灸医生的足够重视，加强针刺练习，练好持针姿势与持针方法，做好指力的练习，练好进针法及出针法，并且做到熟练掌握各种针刺手法。只有熟练掌握了这些实际操作技能，才能开始迈向临床的第一步——实际操作。

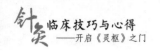

第二节 针灸治疗总则与治法

一、针灸治疗总则

针灸治疗总则即针灸治疗作用，就是在针灸治疗时最终要达到的目的，无论用什么方法或手法均以实现治疗疾病为根本目的，只要达到了这个目的，疾病就会消失，人体就会健康，所以称之为治疗总则。

1. 调气通经

《灵枢·刺节真邪》言："用针之类，在于调气。"针灸治病以调气为要，气血是人体最重要的物质，气行则血行，气滞则血瘀，所以说"气为血之帅"。气在人体内无处不在，无时不有，周流运转，维持正常的生理功能。《难经》言："气者，人之根本也。"气乱，则百病丛生。杨士瀛说："人之一身，调气为上。"正如《景岳全书》所说："所以病之生也，不离乎气；而医治疾病，也亦不离乎气。"《黄帝内经》言："正气存内，邪不可干。邪之所凑，其气必虚。"针灸治病不外乎扶助正气和祛除邪气两个方面，根据不同的病证施以不同的方法，以扶正或祛邪来达到使人体正气恢复到正常的目的。针灸就是利用人体正气治病的一种方法，即通过对腧穴的刺激，补其不足，泻其有余，调其虚实，以通其道，而去其邪，达到调整机体的阴阳偏盛偏衰，使之恢复平衡，促使正气运转旺盛而抵御病邪的侵害。

2. 调和阴阳

阴阳是我国古代朴素的辩证法，是对自然界某些事物和现象对立双方的属性概括，也是中医学用以解释对立关系的一种学说。人体在正常情况下，保持着阴阳相对平衡的状态。如果因某种因素使阴阳平衡遭到破坏时，就要出现阴阳偏盛偏衰的病理状态；当阴阳平衡遭到破坏时，就会出现"阴胜则阳病，阳胜则阴病"的病理状态。针刺治病的关键就在于调节阴阳的偏盛偏衰，使机体阴阳调和，保持精气充沛、行气相合、神气内存，从而达到治愈疾病的目的。《素问·生气通天论篇》曰："阴平阳秘，精神乃治。"从而可知，阴阳失调是疾病发生、发展的根本原因，调和阴阳是针灸治病的最终目的。故《灵枢·根结》曰："用针之要，在于知调阴与阳。调阴与阳，精气乃光。"调理阴阳，使之保持或恢复相对平衡，达到阴平阳秘，是防治疾病的最高境界，用针灸调和阴阳的作用主要是通过经穴配伍和针刺手法来实现的。

综上所述，针灸治疗疾病的关键是调节气机的通畅，促使机体保持阴阳气血的平衡，因此调气通经、调和阴阳是针灸治疗的总则。

二、针灸治疗方法

针灸治疗方法就是我们所说的施治原则，即针灸治疗疾病时所依据的基本原则，是针灸临床治疗时必须遵从的一个基本纲要，是古代医家经过长期临床实践而总结出的治疗基本规律，是确立治疗方法的基础。早在《灵枢·官能》篇记载："用针之服，必有法则。"针灸治疗的病种众多，针灸方法也多种多样，尤其是近代针灸百花齐放，产生了众多新的针法，但万变不离其宗，无论用什么样的针刺方法，在治疗时必须遵从一定的规律，这个规律就是施治的基本要求。

针灸治病的基本原则是：**盛则泻之，虚则补之，寒则留之，热则疾之，陷下则灸之，宛陈则除之，不盛不虚以经取之**。这个基本原则虽然仅有几句话，看起来好像很简单，但其实这个基本治则的概括既全面又实用。不仅指出了怎样具体治疗疾病，也明确指出了如何明确辨证，但具体实施起来又非常复杂，所以应当深刻领悟其内涵，具体到临床中辨证实施。这一原则具有确实的临床实用性，几千年来一直指导着针灸临床的治疗，明确这个基本治则是做好针灸治疗的前提。

1. 盛则泻之

"盛"指的是实证的意思，这一条指出了治疗实证的原则。一切实证当用泻法，凡能够祛除病邪的针刺手法谓之泻法。应用泻法祛除病邪，邪去正安，疾病自愈。如临床中见到的剧痛、高热、腹胀、胸满、便结等，都应当应用泻法进行治疗。临床常用的泻法有以下几种。

（1）疏风解表法：用于表实证。

（2）泻热通便法：用于里实证。

（3）理气豁痰法：用于痰实证。

2. 虚则补之

这一条指出了治疗虚证的原则，凡能够增强机体抵抗力，改善虚弱证候的针刺手法谓之补法。应用补法，扶助人体正气，增强机体抗病能力，治愈疾病。如临床见到的久病体虚、肾虚腰痛、脾虚泄泻、心悸气短、自汗盗汗、肌肉萎缩等患者，均应该用补法。临床常用的补法有以下几种。

（1）补益肾气法：用于肾气虚弱证。

（2）补中益气法：用于脾胃气虚证。

（3）补益肺气法：用于肺气虚证。

（4）补益心脾法：用于心脾两虚证。

（5）补益气血法：用于气血两虚证。

（6）补益肾阴法：用于肾阴虚证。

3. 寒则留之

这一条指出了治疗阳虚寒盛，或风寒之邪侵袭经络的针刺治疗原则。对于这类病证在针刺时必须要深刺留针，根据患者的病情可以适当延长留针时间，以激发经气，待阳气来复以祛除寒邪。如临床常见到的风寒湿痹证，在针刺时宜适当深刺并留针。寒证的常用治疗方法有以下几种。

（1）温通经络法：用于寒凝经络证。

（2）温中散寒法：用于胃寒证。

（3）回阳救逆法：用于阳气衰微，四肢厥冷证。

4. 热则疾之

这一条指出了治疗热邪为病的针刺治疗原则，对于热邪而致的疾病要用浅刺疾出或点刺出血，少留针或不留针的针刺方法，以发越、疏泄热邪。如临床见到的发热、咽喉肿痛、感冒等病证，均可用"疾刺"之法。热证的常用治疗方法有以下几种。

（1）清解表热法：用于表热证。

（2）清热解毒法：用于温毒热证。

（3）清热开窍法：用于热闭神昏证。

（4）清泻脏腑法：用于脏腑热证。

5. 陷下则灸之

首先明确"陷下"之含义，陷下有两层含义：一是指脉象之陷下，当脉诊时则见脉象沉伏，沉伏之脉则见于寒证或虚证，这种病证需要用灸法；第二层含义则是指穴位之凹陷，在某些虚性病证时可见穴位出现相应的变化，如肾虚时则见肾经的原穴太溪或其背俞穴松软凹陷。综合以上两点，本条原则主要用于阳气衰微、中气下陷固摄无力或寒邪直中所致疾病的一种方法，如脱肛、子宫脱垂、胃下垂、疝气以及阴寒腹痛等可用艾灸法，以益气举陷、回阳散寒而达治疗功效。

6. 宛陈则除之

"宛"同"瘀"之意，即瘀结、瘀滞。这一治疗原则实际是"实则泻之"的一种具体用法，经脉瘀阻的病证用清除瘀血的刺血方法治疗。当经脉瘀阻，或邪入血分，郁结不解，可选取络脉、十二井穴、合穴，或患病局部，以点刺出血治疗，祛瘀解毒，泻热开窍。如治疗热痹、外伤性腰痛、急性胃肠炎、中暑等，均可用泻血的方法。

7. 不盛不虚以经取之

是指十二经脉中某一经脉发生了相关异常的变动（就是发生了疾病现象），病经并没有涉及其他经脉或脏腑当中，临床治疗时仅可取用病经的相关腧穴进行治疗。

以上是针灸临床中最基本的治疗方法，在临床运用时要结合八纲辨证法具体运用，以此来确定治则和治法，一般按以下原则运用。

（1）阳证：为热为实，属于亢进性疾病，应泻应针。

（2）阴证：为寒为虚，属于功能低下，应补应灸。

（3）表证：病变部位较浅，宜浅刺。

（4）里证：病变部位较深，宜深刺。

（5）虚证：宜补宜灸。

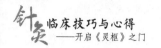
（6）实证：宜泻宜针。

（7）寒证：宜灸宜补。

（8）热证：宜泻不宜灸，宜用刺血疗法。

总之，以上是疾病虚实表现的单一现象，仅适用于患者表现为单纯的寒、热、虚、实的病理现象，根据患者单一的病理变化采用补虚泻实单式法来处理即可。但是在临床中许多患者不仅仅是单一的病理变化，尤其是疑难杂症更多见的是虚实夹杂的复杂情况。

三、虚实夹杂证候的治疗原则

虚实夹杂的证候，有的以实证为主而夹有虚证，有的以虚证为主而夹有实证。如西医所言的肾病综合征患者，一般可见全身水肿，腹部膨隆，二便不利的实象，但又有疲乏无力，食欲不振，腰酸腿软的虚象，这就是所言的虚实夹杂。若仅用以上单一的治疗原则已不能解决这一复杂的病理变化，临床根据这一实际病理变化又总结了两项治疗原则。

1. 先补后泻法（阳中隐阴法）

这一治疗原则适用于虚实夹杂中虚重实轻的患者，也即虚中有实的情况，临床治疗时先补其虚，后泻其实，也即施以先补后泻或二补一泻的方法。如胆虚而肝实的患者，既有易惊失眠的胆虚证，又有两胁胀痛的肝实证，对此治疗宜先取胆经丘墟以补其虚，后取肝经的行间以泻其实。治疗有序，疗效始著。尤其对于重症患者，更应注意这一方法的运用，遇到正气大虚的患者，虽有邪实的情况，先应用补法来扶正以蠲邪。正如张介宾言："以治病者，皆以先顾正气，后治邪气。"

2. 先泻后补（阴中隐阳法）

这一治疗原则适用于虚实夹杂中实重虚轻的患者，也即实中有虚的情况，临床治疗时先泻其实，后补其虚，也即先泻后补或二泻一补的方法。

综上，要根据虚实的情况，采用适当的补泻方法，达到合理的治疗需求。

第三节 掌握腧穴要领，取穴宜少宜精

现在针灸治病，经常可见取穴很多，这种情况是导致针灸发展滞后的另一个重要原因。用针灸治病，虽无多大痛苦，但对患者来说总是一种精神上和肉体上的负担，恐惧心理人皆有之，所以减少用穴是推广针灸的一个重要因素。更关键的是多用穴并不一定能提高疗效，有些情况多用穴反而影响疗效，如体质虚弱、脏腑功能减退时，多用穴会影响气血运行，造成耗气，对疾病恢复不利。造成目前针灸临床取穴多的原因有多种因素，其中最主要的是因为医者专业知识不够，没有掌握取穴的要领，如果能抓住取穴关键，正确用穴，就会做到精穴疏针。精穴疏针如用兵，兵贵精而不在多，正如一把钥匙开一把锁，只要钥匙对了，则一用就开，治病就是这个道理。

人身之穴众多，就经穴而言就有 360 多个，经外奇穴更是数不胜数，阿是穴处处所在。若想在短时间内正确、熟练地掌握穴位主治及其配伍是很棘手的问题，但若能掌握穴位的主治规律、穴位之特性，掌握选穴的要领，那么就能灵活运用穴位，从而执简以御繁，也就能做到精穴疏针，取得良好的临床效果。

一、经穴主治的普遍性

（一）本经经穴主治本经病候

"经脉所行，主治所及"，这是穴位最基本的特性。每一条经脉的穴位都能治疗所属经脉及其脏腑的相关病证。在各条经脉之中都有相关的经脉病候，这是记载于《灵枢·经脉》篇中的内容，根据其记载，每条经脉均有"是动病"和"所生病"的描述，这就是说凡是这条经脉发生了异常的变动均可发生相应的病候，此时就可取用病变经脉的穴位来治疗，以恢复其经脉的正常运行。即平常所说的"经脉所行，主治所及"的具体运用。

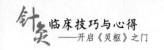

《灵枢·终始》篇言："阴阳不相移，虚实不相倾，取之其经。"凡是本经脉循行部位包括经脉所属络的脏腑、联系的组织器官发生病变而未涉及其他脏腑、经脉时，即可根据"不盛不虚以经取之"的治疗原则，只选取本经脉的腧穴治疗。《内经》在论述针灸治疗时，所举治疗病案多以列举经名而不列举穴名，即以经络来概括穴位主治。如《灵枢·杂病》曰："项痛不可俯仰，刺足太阳；不可以顾，刺手太阳。""齿痛，不恶清饮，取足阳明；恶清饮，取手阳明。"《素问·刺腰痛论》云："足太阳脉令人腰痛，刺其郄中，太阳正经出血……少阳令人腰痛刺少阳……阳明令人腰痛刺阳明……足少阴令人腰痛刺足少阴……厥阴之脉令人腰痛刺厥阴之脉。"以上均是本经选穴法的体现，这说明某经的穴位都能治疗该经的病候。这是用之最广的取穴法，也是最基本的取穴法。

（二）手足三阴三阳及任督经脉主治规律

十四经脉循行皆有一定的规律性，明确经脉之循行，通过循行之规律，总结治疗特点，能够有效提高用穴。

1. 手三阴经主治规律

手三阴经的穴位均主治胸部心肺疾患。手三阴经均是从胸走手，三经脉与胸部联系密切，因此心肺胸部疾患者首先应从手三阴经选穴考虑。若是气管、咽喉、鼻子疾病，常取用手太阴经的穴位治疗；若是血脉、舌、神志疾患，常取用手厥阴及手少阴经的穴位治疗。

就此可以总结为：治疗胸部脏器（有关心肺）的疾病可取手三阴经穴位。

2. 手三阳经主治规律

手三阳经穴位主治头面部及热性疾病。手三阳经均是从手走头，三经脉与头面五官联系密切，因此头面五官疾患者首先应从手三阳经选穴考虑。手阳明大肠经能治疗前额、面部、鼻、牙齿、口唇、耳等疾患；手少阳三焦经能治疗侧头、耳、眼、颈项、胸胁部疾患；手太阳小肠经能治疗肩部、颈项、眼、面部等疾患。三经均能治疗眼病、耳、咽喉及热性疾病。

就此可以总结为：治疗头面五官疾患可取用手三阳经穴位。

3. 足三阳经主治规律

足三阳经穴位主治头、躯干、腑病、热病。足三阳经均是从头走足，三经脉与头面、腹部、躯体联系密切。足阳明胃经穴位主治头面、口齿、咽喉、胃肠、躯干、里热、神志之疾患；足少阳胆经经穴主治侧头、耳、眼、颈项、胆腑、下肢外侧、神志及半表半里之热等；足太阳膀胱经穴位主治后头、眼、颈项、躯干后侧、下肢后侧、膀胱腑疾患、神志及表热证。三经均能治疗躯干、热病、神志性疾病。

就此可以总结为：治疗头面五官及全身游走性疾病，可取用足三阳经穴位治疗。

4. 足三阴经主治规律

足三阴经穴位主治腹、生殖及泌尿系统疾患。足三阴经均是从足走胸腹，三经脉与腹部、生殖联系密切。足太阴脾经穴位主治脐腹、脾、胃肠及生殖疾患；足厥阴肝经主治胁腹、少腹、巅顶、肝、生殖及泌尿疾患；足少阴肾经穴位主治腰腹、咽喉、肾、生殖及泌尿疾患。三经均能治疗妇科、生殖及小腹部疾病。

就此可以总结为：治疗腹部及泌尿生殖系统疾病可取用足三阴经穴位治疗。

5. 任督经脉主治规律

任脉穴位主治脱证、胸、腹、下焦及保健作用；督脉穴位主治闭证、腰、背、头项、神志等疾患。任督二脉均能治疗神志、脏腑、生殖疾病。

（三）局部穴位主治局部病

这一运用就是根据局部穴位治疗局部病的原理而用，这也是穴位的最基本作用。如《针灸聚英》中所载的"跌打损伤破伤风，先于痛处下针攻"就是典型的例证，在临床中有确实作用，对痹证、扭伤、跌打等病变可有较好的治疗效果。不仅对此类病变可以选用局部取穴，对脏腑组织器官疾病依然有其特殊的作用，在头面部的穴位最为突出，如治疗鼻疾时鼻子周围的迎香、印堂等穴就是首选的主穴；如眼疾时，眼睛周围的睛明、攒竹、丝竹空、四白、承泣等皆是常用要穴；

如耳疾时，耳朵周围的听宫、听会、耳门、翳风、完骨等穴也是首选穴位，可见头面五官疾病与局部的穴位有重要的关系。对于脏腑疾病局部穴位也有重要的作用，如腹募穴、背俞穴的运用，就是根据脏腑附近取穴而用。

这是经穴所具有的基本规律，并且具有普遍性，这种规律性一直指导着如何正确有效地选穴。这种普遍性的选穴规律就是经穴远部选穴与局部选穴的一种有效结合运用。

二、经穴主治的特异性

腧穴归经是十四经穴主治作用的基础，凡是属于同一经脉的腧穴，其主治效应均有共同之处，即"经脉所过，主治所及"，对此前面已经详细论述。但是有些穴位除了具有这些基本作用外，还对某些疾病有特殊的作用，这些作用功效确实，是任何其他穴位功效难以相比拟的，这就是一种特异性，这些作用多是经过长期临床实践而验证获得，具有很强的实用价值。如用至阴穴纠正胎位、少泽催乳、大椎泻热、大陵治疗足跟痛、支沟治疗便秘、内关治疗胸闷、水沟急救、地机治疗痛经、条口治疗五十肩、后溪治疗颈项痛等，经临床实践证明疗效均可靠，几乎形成了"专病专穴"。这种穴位特异性具有很强的作用，功效强大，是精穴疏针的一个重要取穴途径，所以临床针灸医生应该多总结前人的运用经验和自己的临床实践，归结出更多穴位之特异性作用。

《灵枢·官针》载："先得其道，稀而疏之。"也就是说先要掌握其要领，明确取穴的原则，才能达到合理的取穴，使开出的治疗处方严谨合理，必须做到"多取一个穴都是浪费，少取一个穴会影响疗效"的治疗组方，这样取的每一个穴都会有用。那么如何快速掌握这些取穴要领呢？其实古人早已为我们留下了宝贵的经验，将穴位进行归纳总结，根据穴位之特性制定出了穴位治疗原理，将这些穴位冠以各类名称，并称之为特定穴。各类特定穴都有一定的规律，如果能够掌握，那么临床治疗就会有事半功倍之效，也就自然达到了精穴疏针的治疗目的。

《黄帝内经》中有多个篇章所论及的治疗理论均是特定穴的具体运用。如《灵枢·九针十二原》记载："五脏有疾，当取之十二原。"《灵枢·邪气脏腑病形》记载："荥输治外经，合治内腑。"《素问·咳论》又载："治脏者治其俞，治腑者治其合。"《素问·长刺节论篇》又载："治寒热深专者，刺大脏，迫脏刺背，背俞也。"这样的运用理论在《黄帝内经》的多个篇章均可见到，是古医家对特定穴长期应用经验之总结，这些理论一直指导着针灸临床的具体运用。这是精穴疏针之要领，故各类特定穴的具体运用有着重要作用，现根据不同特定穴的特性规律总结如下。

（一）五输穴治疗经验总结

1. 井穴

用于各种急症的治疗。如昏迷、休克、晕厥、中暑等急性病症。如中冲、关冲善治中风昏迷、晕厥猝倒；涌泉善治痫证、惊风等。

用于本经脉及本脏腑的热病。各经脉的井穴作用与相应的经脉一致，如少商、商阳可治疗感冒发热初期的咽喉肿痛；隐白、大敦治疗各种崩漏证。

用于胃脘胀满不适。因肝郁气滞型疾病而致的胸腹部满闷胀痛，可选择相关的井穴来治疗。通过这一理论的进一步运用，井穴还可用于多疑善虑、急躁易怒、郁郁不乐、头痛头胀、呃逆、嗳气等。

井穴临床所用最适宜点刺出血，其是井穴的一大特性。故井穴是常用刺血的重要穴位，刺血以微出血即可，不必大量出血。井穴也可以针刺，个别穴位也非常适宜灸法，如隐白穴治疗崩漏证、至阴穴治疗胎位不正，就主要以灸法为主。在临床运用时首先掌握这一类穴位的基本规律，再掌握个别穴位的特殊运用即可。

2. 荥穴

主要用于相应经脉及脏腑各种热病的治疗。这是荥穴所具有的共同特性，也是最基本的作用。这是因为五输穴中阴经的荥穴属火，五脏中心亦属火，邪气伤心，易于化热化火，所以针刺荥穴就能清热泻火，治疗热病。如鱼际可泻肺热导致的咳嗽、咳吐黄痰；胃火牙痛可选取足阳明胃经的荥穴内庭来清泻胃火；二间可用于泻大肠之热盛而致的牙痛；液门可用来治疗三焦火盛而致的咽喉肿痛、耳鸣、牙痛等；行间、侠溪可用于肝胆火旺而致的头晕、口苦、耳鸣等，以上所用均是这一理论的具体运用。以此类推，各经荥穴均具有相关作用。

治疗血脉病证。心主血脉，当热伤血络所致吐血、衄血，以及热壅气滞、血脉郁阻所致疮肿热痛、心胸痹痛，可取相关的荥穴来治疗。如在历代古籍中记载的"然谷主咳唾有血,心痛如锥刺;二间主鼻衄赤多血;劳宫主大便血,衄不止,呕吐血,舌中烂;鱼际主数唾血下,主心痹悲恐"等,均是这一理论的具体运用。

各经荥穴以泻热、主血脉或治疗外感病为主,所以临床运用以针刺或点刺出血为主。

3. 输穴

以治疗疼痛病证为主。输穴比较特殊,因为在阴经中输穴与原穴为同一穴位,所以阴经的输穴与阳经的输穴运用有所不同。阳经的五输穴为单独的输穴,主要用于治疗相应经脉循行的痛证,如手太阳小肠经脉的肩痛可用后溪治疗;三焦经的肩痛可取用本经输穴中渚治疗;太阳经后头痛可选用足太阳经脉的输穴束骨来治疗;偏头痛可取胆经的输穴足临泣治疗等。阴经的输穴与原穴同属于一个穴位,因此阴经的输穴同时具备原穴的特性,临床多用于治疗五脏疼痛及五脏之相关病证。如肺脏病可取手太阴肺经的输穴太渊;所有肾气亏虚的病证皆可取用肾经的原穴太溪治疗。

在这里所谈及的输穴治疗痛证的运用,主要指的是各阳经之输穴,阴经的输穴主要以原穴理论为主,以相应的脏病为主。

用于脾胃病的治疗。五脏之输属于土,内应于脾,因此脾胃病可用输穴来治疗。这一方面的应用在古医籍中有诸多相关之记载:如太渊主善哕呕饮食;三间主多卧嗜睡,胸满肠鸣;太冲主溏泄;太白主腹胀食不化,呕吐,泄泻脓血……霍乱,腹中切痛,肠鸣等。以上这些应用均为输穴在脾胃病的具体治疗,所以输穴对脾胃病有着特殊的作用。

输穴以治疗痛证或调脏腑为主,所以临床运用主要以针刺为主,并多以透刺法为常用,如后溪透劳宫、三间透后溪等运用。

4. 经穴

用于咳喘寒热疾病的治疗。阴经经穴属金,肺亦属金。肺主气,司呼吸,主宣发肃降,肺宣发卫气于皮毛,以防病邪入侵。所以取其经穴能宣降肺气,疏风散寒,治疗咳喘及寒热病。如外感咳嗽可选用肺经经穴经渠来治疗;咳嗽痰多时可选用脾经经穴商丘为主穴治疗;肾不纳气之咳喘,可以选用肾经经穴复溜为主穴治疗,这均是咳喘寒热的具体运用。这一运用法在古代医籍中早有记载,如《针灸甲乙经·卷七》有言:"热病汗不出,胸痛,不可息,颔肿寒热,耳鸣聋无所闻,阳谷主之。"阳谷就是手太阳小肠经之经穴。《针灸大成》中也有相关记载:"阳溪主寒热疟疾,寒嗽呕沫。""昆仑主咳喘满。"等,均为经穴治疗咳喘寒热的实际运用。临床一般主要作为远道取穴时的配穴,由此以上治疗运用可明确体现这一理论。

用于失音疾病的治疗。如失音可取心包经经穴间使、心经的经穴灵道,也可以取脾经的经穴商丘来治疗,这就是"经主发音"的具体运用。

用于浮肿病的治疗。肺为华盖,主宣发,当肺气失宣,水不得布散,三焦不通,则会产生水肿。经穴属金,取之可起到宣发肃降的作用。早在《黄帝内经》中已有相关论述,如《灵枢·咳论》言:"浮肿者,治其经。"很明确地说明了经穴能治疗浮肿病。继后在《针灸甲乙经》《针灸大成》等多部针灸专著中也有相关运用。如"解溪主风水面肿""商丘主厥头痛,面肿起""复溜主风逆四肢肿""阳辅主腰溶溶如坐水中,膝下浮肿""阳谷主头面项肿"。这些所用均为经穴,并且均为水肿之疾,可见经穴对水肿的治疗也有确实作用。

经穴所处的位置肌肉较为肥厚,一般针刺较深,并且也非常适宜用灸法治疗。

5. 合穴

合穴以降逆清热为主,尤其以各种气逆性疾病最具特效。如恶心、嗳气、呃逆、胃脘痛可针刺胃经的合穴足三里;阳陵泉可治疗胆气不降而致的胆囊炎、胆石症;急性呕吐可用肺经的合穴尺泽或心包经的曲泽刺血;肺气上逆引起的咳嗽、气喘用肺经的合穴尺泽针刺;曲池可用于外感发热、感冒头痛;脾气不健,不能升清,而致下泄,可用脾经合穴阴陵泉施治;肝气上逆引起的头晕、头痛、目赤肿痛可用肝经的合穴曲泉治疗。通过以上列举可明确这一规律。手足阴阳经脉之合穴各有特点,手三阳经的合穴多用于外经病变,手足阴经的合穴主要用于腹部和胸部病证,足三阳经的合穴主要用于相关腑病。合穴也是刺血常用穴位,如委中、尺泽、曲泽、少海等。

合穴临床所用主要以针刺和点刺出血为常用,一般需要针刺较深,并是刺血常用的重要穴位,其刺血量一般要多,和井穴刺血有别,井穴出血量少,合穴要求出血量较多,并点刺后多加拔罐。

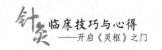

（二）原穴治疗经验总结

《灵枢·九针十二原》记载："五脏有疾，当取之十二原。十二原者，五脏之所以禀三百六十五节气味也。五脏有疾也，应出十二原，十二原各有所出，明知其原，睹其应，而知五脏之害矣……十二原者，主治五脏六腑之有疾者也。"《难经·六十六难》曰："五脏六腑之有病者，皆取其原也。"由此可见，通过原穴能诊察十二经脉气血的盛衰，推断脏腑功能的强弱，原穴对本脏腑、本经脉及其连属的组织器官病证，既有诊断意义，又有治疗作用。**取用原穴可治疗相应脏腑经脉的病变，尤其是五脏病，最适宜选用原穴治疗，因此《针灸治疗学》中有五脏病常取用原穴与背俞穴治疗的原则。**可以单独应用原穴，也可以配用其他穴位一同运用，临床以原络配穴法最为常用。

（三）络穴治疗经验总结

除了十二经脉各有一个络穴之外，任督二脉也各有一个络穴，脾脏还有一个大络，名之为大包，所以称之为十五络。还有一个说法为十六络，加之一个胃之大络，名为虚里，所以也称之为十六络，这是强调了脾胃为先天之本的思想。那么络穴有什么特性及作用呢？络穴是沟通表里两经的穴位，为桥梁的作用，能直接发挥沟通之效，因此有针刺一穴就能治疗两经之病的功效，最适合表里两经同病的情况。这样能起到一穴同治两经之病，减少了用穴，有事半功倍之效，是精穴疏针的重要取穴方法。

（四）郄穴治疗经验总结

· 十二经脉各有一个郄穴，奇经八脉中的阴跷、阳跷、阴维、阳维经脉中也各有一个郄穴，总计为十六个郄穴，都是双穴。郄穴也有其鲜明的特性，郄穴善治疗急症，阳经的郄穴善治急性痛证，阴经的郄穴善治血证。**因此当六腑或阳经经脉有急性痛证时常取用相应经脉之郄穴；当与血证有关的疾病时，常取用相应阴经经脉之郄穴来治疗。**如急性胃痛常首选胃经之郄穴梁丘来治疗；急性咳血常取用肺经之郄穴孔最来治疗。

（五）俞募穴治疗经验总结

俞穴、募穴是脏腑之气在背部、腹部的会聚之处，《难经本义》说："阴阳经脉，气相交贯，脏腑腹背，气相通应。"指出了经脉、脏腑、背俞、腹募都相互通应，因此俞、募穴善治疗相应的各种脏腑疾病。《素问·阴阳应象大论》说："**善用针者，从阴引阳，从阳引阴。**"从阳引阴即阴病行阳，其治在背俞穴。正如《素问·咳论》之记载运用："治脏者治其俞。"**五脏病首选相应的背俞穴来治疗。**从阴引阳即阳病行阴，其治在腹募穴，就是**六腑病常取其相应之腹募穴来治疗。**这是腹募穴首要的治疗原则，当然腑病也可以选用相应的背俞穴治疗，脏病也可以选用相应的腹募穴来治疗。

（六）八会穴治疗经验总结

八会穴是指脏、腑、气、血、筋、骨、脉、髓八大组织，对此各有一个相应的穴位：脏会章门、腑会中脘、气会膻中、血会膈俞、筋会阳陵泉、骨会大杼、脉会太渊、髓会绝骨，用八会穴就能主治其所会组织的病变，当相应的组织器官发生了病变就可以取其相应聚会腧穴进行治疗，如腑病就取用中脘、筋病就取用阳陵泉、气病就取用膻中治疗。

（七）八脉交会穴治疗经验总结

八脉交会穴是十二经脉与奇经八脉脉气相通的八个腧穴，它们分别是列缺通任脉、后溪通督脉、公孙通冲脉、足临泣通带脉、内关通阴维脉、外关通阳维脉、照海通阴跷脉、申脉通阳跷脉。因此八脉交会穴主治范围极为广泛，用此八个穴不仅能治疗本经之病，还能用于脉气相通经脉之病，如列缺不仅治疗肺经之病，而且还能用于任脉之病，如生殖系统疾病的治疗，就是通任脉的作用，因此极大地拓宽了穴位的治疗作用。尤其是八脉交会穴配伍应用，作用更加广泛，疗效会更好，如列缺配照海；后溪配申脉；公孙配内关；足临泣配外关。

（八）下合穴治疗经验总结

《灵枢·邪气脏腑病形》篇记载："合治内腑。"《素问·咳论》言："治腑者治

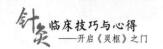

其合。"均指出下合穴主要用来治疗六腑病变，凡是六腑病用其下合穴治疗具有特效作用。因此在《针灸治疗学》中有"**六腑病首取其下合穴**"的治疗原则，这一原则一直指导着临床的具体运用，具有确实作用。

（九）交会穴治疗经验总结

交会穴是指两条或两条以上经脉相交会之穴。目前认定的交会穴大约有 108 个。交会穴加强了经脉之间的联系，拓展了腧穴主治范围，根据"经脉所过，主治所及"的相关理论，用交会穴既可治疗本经疾病，又能兼治相交会经脉之病，从而扩大了经穴的主治范围，这是精穴疏针选穴的重要途径。如三阴交是脾、肝、肾三经之交会穴，若脾、肝、肾三经同病，选用本穴就能起到一穴发挥治疗三经的作用，具有事半功倍之效，临床应当灵活运用，就会有效减少临床用穴。

第四节　针灸治疗辨证施治方法

现在针灸得不到大家承认的一个重要原因就是疗效问题，由于治疗疗效不佳，使得许多患者对针灸产生了质疑，认为针灸没有疗效，对此不接受针灸治疗。本来针灸疗效是非常可靠，应是各种治疗方法中见效最快、作用确实、治疗疾病极为广泛的一种自然疗法，而被传承了几千年之中华国粹却被人们如此渐渐忽视，是多么痛心与可叹之事！造成这一现象的根本原因就是有的医者没有掌握针灸之精髓，没有做到正确辨证，仅将针灸治疗当作一种简单的机械刺激法，所以其疗效自然不尽人意。尤其是对脏腑病的治疗较为简单，或仅用单方式的治法，从而使疗效欠佳，故脏腑病患者选择针灸治疗的人数较少，以致造成了人们对针灸治疗的错误认识，认为针灸仅能治疗颈肩腰腿痛疾病。所以要想广泛推广针灸治疗，就必须正确认识辨证治疗的重要性。因此做到正确的针灸辨证施治是治疗关键，只有做到了正确的辨证治疗，才会达到立起沉疴之功效。

辨证论治是中医治疗之核心，它是运用中医理论和诊疗方法，对患者进行全面检查，通过分析归纳，做出诊断，制定合理有序的治疗过程。针灸是中医治疗的方法之一，所以也不例外，必须在辨证明确的基础上确定治法。但针灸又不同于方药，针灸治疗是通过经络穴位而起作用的，因此又有自己的特点。针灸是在经络理论的指导下行使的一种外治之法，在治疗时应在中医理论的指导下，同时结合针灸自身特点，进行正确的辨证与施治。

中医辨证的方法虽然很多，但与针灸关系最为密切的辨证法主要有三种，分别是八纲辨证法、脏腑辨证法、经络辨证法。针灸临床若能将这三种辨证法紧密结合在一起，正确合理运用，那么临证就能达到正确有效的治疗目的。

一、八纲辨证

八纲是指阴阳、表里、寒热、虚实四对疾病之性质。这四对纲领性的证候，是根据各种辨证方法概括而成，故是各种辨证之总纲。八纲辨证就是根据四诊合参的方法，将其分析归纳总结为阴、阳、表、里、寒、热、虚、实八种情况的辨证论治方法，病情虽然千变万化，其性质表现不外乎这八种类型。并且从八纲之中还能说明病变之部位，病程中正、邪的盛衰等情况。

那么八纲辨证在针灸治疗中重要不重要呢？在治疗中，又有什么作用意义呢？肯定地说，八纲辨证在针灸治疗中有重要的指导作用，是针灸配穴处方、施术治疗的基本纲领。疾病虽然复杂，一般都可以用八纲来归纳。论病证的类别，不属于阴，就属于阳；论病证的深浅，不属于表，便属于里；论病证的性质，不属于寒，便属于热；论正邪的盛衰，不属于虚，便属于实。在八纲中，表里、寒热、虚实六纲可分别归属于阴阳，表证、热证、实证属阳；里证、寒证、虚证属阴。可见阴阳又为其总纲，首要的是要先辨阴阳。正如《灵枢·根结》言："用针之要，在于知调阴与阳，调阴与阳，精气乃光，合形与气，使神内藏。"

《灵枢·经脉》又言："盛则泻之，虚则补之，热则疾之，寒则留之，陷下则灸之，不盛不虚以经取之。"这个理论一直指导着临床治疗，成为《针灸治疗学》中最基本的治疗原则，这一原则的运用就是八纲辨证法的具体体现。一般说来，表证要浅刺；里证要深刺。寒证宜久留，并且适合灸法；热证浅刺出血，不留针或留针时间宜短。虚证用补法，并且适宜灸法；实证用泻法，并且适宜刺血。若本经自病未累及到他经，要从本经取穴治疗。**通过以上运用分析总结：凡是阴证者，其治疗原则是温中、散寒、补虚，针灸并用，重用灸法，针刺深而久留，多行补法，灸则宜温和灸；凡阳证者，治疗宜解表、清热、泻实，只针不灸或多针少灸，针刺宜浅、留针时间宜短或点刺出血。**只有掌握了这些，临证才能根据不同性质的疾病，确立合理的治疗方法。由此可见，八纲辨证，简明扼要，提纲挈领，对针灸临床的诊断与治疗均有重要的指导作用。

二、脏腑辨证

脏腑辨证，是根据脏腑的生理功能、病理表现，结合病因、八纲、气血津液等理论，将四诊所收集的资料，进行分析归纳，来确定疾病的病因、病机及判断疾病属于何脏何腑（疾病的部位）、性质、邪正盛衰状况的一种辨证方法。脏腑辨证适宜于病在脏腑的患者，前面所谈的八纲辨证仅能确定证候的纲领，通过病性的辨证，能够分辨证候的具体性质，但不能够确定具体的病位，这时需要脏腑辨证法的运用，方能辨明病变部位。通过四诊的收集资料，进行辨明病是在脏还是在腑，然后再进一步明确病在何脏何腑。明确了病在何脏何腑只是辨证诊断第一步，还有非常关键的一步是需要辨清病性，要具体分辨出脏腑病位上的具体性质。病性辨证是脏腑辨证的基础，如在脏腑实证中，有寒、热、痰、气滞、血瘀、水、湿等不同；在脏腑虚证中，又有阴、阳、气、血、津液虚之别，在临床使用时，必须明确，才能得出正确的诊断，为治疗确立正确的依据。

为了能够更加明确地理解脏腑辨证法在针灸临床的具体运用，我们通过举例的方式来谈一谈脏腑辨证的运用思路。假如是一位咳嗽、咳痰、喘憋等呼吸系统疾病患者就诊，通过其主诉能够初步诊断病在肺脏，但咳嗽的原因有很多，首先第一步要分清是外感是内伤、是虚还是实。实证又包括风寒外束、邪热蕴肺、痰浊阻肺；虚证又包括肺气虚、肺阴虚。

（1）风寒束肺属于外感，多为实证。

一般可见恶寒发热，头痛，骨节酸痛，无汗，鼻流清涕，咳痰清稀，苔薄白，脉浮紧等表现。通过四诊合参搜集的资料，明确其病为外感表证：风寒束肺型。

其治则以祛风散寒、宣肺解表为治，临床多取用手太阴肺经（如尺泽、中府、列缺等）、手阳明大肠经（如合谷、偏历等）和足太阳膀胱经（如风门、大杼、肺俞、昆仑等）的相关穴位来治疗，临床施以泻法，并可适当加灸。

（2）邪热蕴肺属于外感之证，多为实证。

一般可见高热，咳嗽，气急，咳痰多为黏稠之黄痰，口渴欲饮，鼻塞明显，鼻流浊涕，咽喉肿痛，舌红而干，脉数。通过四诊合参搜集的资料，明确其病为外感实热证：邪热蕴肺型。其治则是祛风清热、宣肺解表，临床多取手太阴肺经（如少商、鱼际、尺泽等）、手阳明大肠经（如商阳、二间、合谷、曲池等）的相关穴位来治疗，临床施以泻法，只针不灸，并可在相关穴位点刺出血。

（3）痰湿阻肺多属于内伤，多为实证。

一般可见咳嗽气喘，喉中有痰鸣，胸部满闷，痰多为色白而量多，周身多沉重不适，苔白腻，脉多见沉滑。通过四诊合参搜集的资料，明确其病为内伤之实证：痰湿阻肺。其治则以宣肺降气、除湿化痰为治，临床多取用手太阴肺经（如中府、侠白、尺泽、列缺等）、足太阴脾经（如阴陵泉、三阴交、太白等）和足阳明胃经（如足三里、丰隆等）的相关穴位来治疗，临床施以泻法，可加用灸法。

（4）肺气不足多属于内伤，属于虚证。

一般可见咳嗽无力，声音低微，面色㿠白，疲乏无力，喘憋气短，动则加剧，易出汗，舌淡，苔白，脉细弱。通过四诊合参搜集的资料，明确其病为内伤之虚证：肺气不足。其治则以补肺调气、补土生金之法为治。《内经》言："五脏六腑皆令人咳，非独肺也。"所以说在治疗时应明确致咳的原因，尤其是内伤虚证的情况，往往由他脏累及而致。特别是本型的情况更加重要，因为脾为肺之母，若土虚不能生金，则自然导致肺气虚，当补土时就能有效调补肺气，这就是所说的培土生金法。在本型治疗时不仅要用肺经相关穴位（如太渊、中府等），更重要的是用脾胃经的相关穴位（如足三里、三阴交、太白等）来治疗，还常用其相应的背俞穴（如肺俞、脾俞、胃俞等）和任脉穴位（气海、关元、中脘等）治疗，临床针用补法，重用灸法。

（5）肺阴不足属于内伤之虚证。

临床可见干咳无痰或痰少而黏，或见咽部发痒、刺激性咳嗽，也有痰中带少量血丝，患者形体多消瘦，潮热，盗汗，舌质红，少苔或干燥，脉细数之临

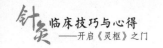

床表现。通过四诊合参搜集的资料，明确其病为内伤之虚证：肺阴不足。其治则宜滋补肺阴。因为这一证型的发生多为肾气亏虚而致，肺肾关系极为密切，肺为肾之母，由于肾气多亏虚，若肾气亏虚日久，必耗伤肺气，这叫子盗母气，其病根在肾，所以在治疗时不仅要调肺气（如取太渊、中府、孔最等），更重要的是要补肾治疗，选用肾经相关穴位（太溪、照海、复溜等），也常取用背俞穴（如肺俞、肾俞等）。就此种情况而言，针法一般用平补平泻或补法，因有热，故禁灸。

以上通过咳嗽、咳痰、喘憋症状展开分析来探讨脏腑辨证的具体运用，可见脏腑辨证之重要性。在这种情况下，若不用脏腑辨证法是无法确立治疗原则的。运用辨证时一定要抓住核心矛盾，掌握其规律，灵活运用。因为针灸疗法又有自己的特性，所以在运用脏腑辨证法时一定要结合针灸的自身特点，不能完全照搬中药之辨证法。针灸治疗有一定的治疗规律，如五脏病时常取用背俞穴和原穴来治疗；六腑病证时常取用下合穴和腹募穴来治疗；急性闭证常取用井穴来治疗；五脏六腑急性病证常取用本经的郄穴治疗等，这都是针灸之特性的运用。所以在运用时一定结合针灸特点确立治疗方案，这是针灸不同于药的因素，临床应当时时抓住这一基本核心。

三、经络辨证

针灸的核心就是经络，针灸是通过经络穴位而起治疗作用的，因此经络辨证是针灸治疗的首要内容，经络证治是针灸最重要最鲜明的诊疗特点，无论是上述的八纲辨证还是脏腑辨证都离不开经络辨证。那么什么是经络辨证呢？经络辨证是以经络学说为指导，根据经络的分布规律，与脏腑器官的联系特点、功能特性以及经络异常反应，进行分析、归纳，以判断疾病病位、病性，进而明确病因病机的一种辨证方法。

（一）病变部位归经

病变部位归经是经络辨证中最基本的用法，是以病变部位作为依据的一种归经形式。由于十二经脉在人体的分布有明确部位所在，又有规律可循，所以可以根据病痛发生的部位来判断是何经之病证。这是经络辨证法最基本、最广的用法之一。

经络辨证最适于病位点明确的患者，所有的痛证一般病位均较明确，另外各组织、器官的疾病也非常明确，所以这一类疾病最适宜经络辨证。如肩痛的患者，痛在肩前，后伸疼痛明显时，为手太阴肺经之病；若疼痛在肩前外部，当外展疼痛明显时，为手阳明大肠之病；若疼痛在肩外侧，外展疼痛明显时，为手少阳三焦之病；若疼痛在肩后部，当肩内收明显时，为手太阳小肠之病。对此取用相关穴位，可效如桴鼓，有针到痛立缓或立愈的作用。再如头痛的患者，病痛点在前额及眉棱骨时，为阳明经头痛；当头痛在两侧时，属少阳经头痛；当头痛在后项部时，属太阳经头痛；当头痛在头顶部时，属厥阴经头痛。这是因为各部位有相应的经络循行，故选择相应经脉的腧穴治疗就能立起沉疴，病痛就会霍然而愈。

手足阳明经分别入下、上牙齿中，所以牙齿有病时还要明确上、下齿，若在上牙齿是足阳明经之病，就要选择足阳明经之穴来治疗；若在下牙齿，就是手阳明之病，所以就选择该经脉相关穴位治疗。如上眼睑有病时，以取用膀胱经穴位来治疗；下眼睑有病时就取用足阳明胃经的穴位治疗，这是因为"太阳为目上纲，阳明为目下纲"。如病在乳房时，主要取用足阳明经穴位来治疗，这是因为足阳明胃经经络"从缺盆下乳内廉"，乳房与胃经联系密切，由此来确定病变经脉；如痔疮的患者，其病变经脉在膀胱经，"足太阳之正，其一道下尻五寸，别入于肛。"以选择膀胱经相关穴位来治疗。其实这一点，就是针灸中所言的"经络所行，主治所及"的具体运用。前提是明确病位，确定病经，选择相关穴位即可。

（二）病证归经

病证归经是以临床证候表现为依据的归经形式，就是病候归经。古医家根据长期的临床实践经验总结，把各相关证候分析归纳，与十二经脉统一起来，十二经脉各有一个证候记载，是经络学说的一个重要组成部分，这就是《灵枢·经脉》所载的"是动病"和"所生病"，这对于临床来说非常重要。因为这些证候群是古人通过实践总结出来的，具有确实意义，是经络辨证中的要点之一，只

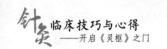

要能够熟背这些病候，就可以对照证候，直接诊断出病变的经络。如足太阳经脉病候记载："是动病，冲头痛，目似脱，项如拔。"当一个患者出现了头胀痛，眼球有鼓胀感觉，颈项部僵硬拘紧，这就是足太阳经脉之病，所以就此可以确定病变之经脉，选择相关穴位即可。再如一个肥胖患者，平时怕热，伴易饥能食，小便黄赤等症状，就此可以诊断是胃热之证，这在足阳明胃经病候中已有明确记载："气盛，则身以前皆热，气有余于胃，则消谷善饥，溺色黄。"临床清阳明胃热即可有效解决。手太阴肺经经脉病候记载："是动病，肺胀满，膨膨而喘咳，缺盆中痛，甚则交两手而瞀。"足少阴肾经经脉病候曰："是动病，饥不欲食，面如漆柴，咳唾则有血，喝喝而喘，坐而欲起，心如悬若饥状，气不足则善恐，心惕惕如人将捕之。"两经病候中均有喘证记载，那么如何进行辨证归经？应通过四诊合参，通过其他证候来加以区分，再明确病经，然后选择相应经脉的穴位即可迎刃而解。

（三）经络诊察归经

经络好比外在的树干，脏腑就如同树根，脏腑有了问题就会在经络之上表现出来。经络分布于人体周身，沟通上下内外，联络脏腑肢节，所以脏腑有病变，就通过经络反应于体表，在体表经脉循行部位，尤其是各个腧穴点，因疾病的不同会出现各种异常反应，如麻木、酸胀、疼痛，或皮肤色泽改变、脱屑、结节等。经络既是疾病的治疗点，也是疾病的反应点，因此经络诊察归经就是根据经络具有诊断疾病的作用而确立的一种归经方法。临床常通过经络望诊、经穴触诊、经络电测定、知热感度测定等来实现。在临证时，应仔细观察患病部位出现的异常反应是在哪条经脉的循行线上，就此则可以诊断为相关经脉的病证。经络辨证是针灸临证的特色与核心，其内容较为广泛，具有确实的临床价值，凡为针灸者必须明确经络辨证，正如《扁鹊心书》所言："学医不明经络，开口动手便错。"所以，全面掌握经络辨证，熟练运用经络辨证，是针灸临床的首要一步。

由此已经明确了针灸临床治疗常用的三大辨证方法，在临床使用时，必须三者相互结合，不能孤立运用一种辨证法，只有三者辨证融会贯通、灵活运用，才能全面、正确地诊断和治疗疾病。通过以上概述，足以说明只有达到正确掌握辨证施治的法则，才能达到有效治疗的目的。

第五节　解读《内经》中针刺法的临床运用

一、九刺

九刺者，名曰：输刺、远道刺、经刺、络刺、分刺、大泻刺、毛刺、巨刺、焠刺。九刺法是古代针刺分类，又称为九变刺，来源于《灵枢·官针》篇中，其载曰："凡刺有九，以应九变。"变者，异也，不同之病是也，就是以九种不同的针刺法治疗九类不同性质的疾病，也即《灵枢·官针》所谓的"九针之宜，各有所为"。这些理论具有确实的临床意义，至今在临床中仍有重要的指导作用，故将其具体运用分述如下。

1. 输刺

输刺者，刺诸经荥输、脏腧也。

荥输指的是五输穴中的荥穴和输穴，脏腧是指的背俞穴。在《内经》时代，这种针刺法主要用于阴经的荥穴、输穴及五脏的背俞穴，就是指五脏病的针刺用穴方法，如果五脏有病可取其相应经脉的荥穴、输穴及其相应的背俞穴来治疗。目前临床中，不仅仅用于五脏病的治疗，六腑病也可以以此治疗，具有用穴少、作用强的特点。

2. 远道刺

远道刺者，病在上取之下，刺府输也。

这一针刺法在《内经》时代主要是指刺诸阳经，针刺肘膝以下的合穴及其六腑的下合穴来治疗疾病。如胃腑有病可取其合穴、下合穴足三里；大肠腑有病可取其下合穴上巨虚来治疗；胆腑有病常取其合穴、下合穴阳陵泉来治疗等，这就是当时运用之理念。由于针刺穴位离病患处较远，故称之为"远道刺"。现在广指一切远离病患处取穴的针刺方法。这种取穴方法在《内经》中已经用之甚广，如《素问·咳论》中记载："五脏六腑皆令人咳……此皆聚于胃，关于肺……治脏者治其俞，治腑者治其合，浮肿者治其经。"这些理论的取穴皆是远道刺，因为五脏六腑居于胸腹之内，各经的输穴、合穴、经穴皆在四肢肘膝关节以下，均距离脏腑较远，所以均属于远道刺。《内经》之后的针灸专著中有许多相关之记载运用，如有名的《四总穴歌》中"肚腹三里留，腰背委中求，头项寻列缺，面口合谷收"，也是远道刺的典型代表。《针灸大全·千金要穴》所载的"三里、内庭穴，肚腹妙中诀；曲池与合谷，头面病可撤；腰背痛相连，委中昆仑穴；头面若有痛，后溪并列缺；环跳兼阳陵，膝前兼腋胁"等等，此类运用记载不胜枚举。目前于针灸临床这类远道腧穴处方，用之最广，一般的疾病均可采用，是针灸治疗取穴的核心，也是检验针灸医生水平高低的关键，高水平的针灸医生不会仅在局部取穴，更重要的是辨证、辨经远道取穴。如少阳经头痛取足临泣；胎位不正取至阴；咽喉肿痛取少商、商阳；牙痛取合谷、内庭；痛经取地机；肩痛取三间、中渚、后溪等，一般取之立见显效，具有取穴少、见效快、安全性高等众多优势。

3. 经刺

经刺者，刺大经之结络经分也。

在《内经》时代，这种刺法主要是指在病变之经脉上找结聚不通的反应点（如瘀血、硬结、压痛等）进行针刺的方法。因其是在病变经脉而刺，故称之为"经刺"。现代针灸临床有两种运用法就是以此演变而来。一是循经取穴法的运用即是此道理，正如《内经》所言的"不盛不虚以经取之"就是理论根据；二是在病变经脉寻找反应点的运用，现代的"经络触诊法"之运用也是根据这一理论而用。这在临床非常实用，尤其对某些痛证最为常用，有针到痛止的功效。

4. 络刺

络刺者，刺小络之血脉也。

"络"是指的瘀络，用于针刺治疗络脉病变，其治疗是刺之络脉，所以称之为"络刺"。这种方法在《内经》时就已经非常广用，如《素问·调经论》记载："刺留血奈何？……视其血络，刺出其血，无令恶血得入于经，以成其疾。"又说："病在脉，调之血；病在血，调之络。"就是络刺的运用。经络分为经脉和络脉，病在络脉就必须调之络脉，否则疾病难以痊愈。现代又称之为刺络放血法，目前针灸临床中的三棱针刺血法就是其具体的运用。现代临床对此十分重视，只要病入于络，皆可用这一方法来治疗，是刺络放血的理论根据之一。

5. 分刺

分刺者，刺分肉之间也。

采用针刺直刺分肉间的方法。分肉间，即指附着于骨骼部的肌肉，骨骼与肌肉有间隔，故称"分刺"。这种刺法比较深在，刺激性较强，在临床主要用于治疗陈年久病、顽症痼疾之肌肉病。

6. 大泻刺

大泻刺者，刺大脓以铍针也。

这种刺法是用特殊针具铍针切开排脓放血，做引流用的方法。泻者，排除泻出也。以此法来泻脓血，故称大泻刺。这种针刺方法在过去非常常用，但现在由于外科的发展，选择此针刺者已极少见，目前已被现代外科所代替，是现代针灸临床中已较少用的一种方法。

7. 毛刺

毛刺，刺浮痹皮肤也。

毛刺是指在有病变处的皮肤表面进行浅刺的一种方法。用于治疗皮肤及浅表病变。这种针刺法因针刺较浅，如在皮毛之上，故称之为毛刺。在《内经》时主要用于治疗浮痹病，采用特殊针具之镵针浅刺。现代针灸临床所用的梅花针、滚筒针等针具即是由此发展而来。临床用于斑秃、皮炎，及毫针浅刺法治疗疾病的方法。尤其当疾病初发，疾病轻浅时常用此法治疗，如面瘫初发患者，即可用毫针浅刺于皮下来治疗，由于疾病初发，外邪较浅，针刺过深会引邪入内，必须采用这种表浅的毛刺法，这就是此针法现代临床之具体运用。

8. 巨刺

巨刺者，左取右，右取左。

这是古代用于治疗经脉病的方法，即采用左侧经脉有病取右侧经脉腧穴，右侧经脉患病取左侧经脉的腧穴针刺，因经脉循行在人体都有左右交会的腧穴，人之经络、气血左右相互贯通，故能"左取右，右取左"。早在《黄帝内经》中言："痛在于左而右脉病者，巨刺之。"《素问·缪刺论》又曰："邪客于经，左盛则右病，右盛则左病，亦有移易者，左痛未已，而右脉先病，如此者，必巨刺之，必中其经，非络脉也。"由此可见，巨刺者，此经脉之病也。巨者，非大也，交换之意，所以本法也称为"互刺"。如治疗面瘫，古人所言的"歪左泻右以师正，歪右泻左莫令斜"就是此法的运用，现代在临床广为运用。因运动针法之普及，不在患侧用针，以能够加强针刺之后的活动，所以现代临床广用这一方法。根据这一理论，近代临床已发展为"对应刺激法"，不局限于以左治右、以右治左，而是上下对应、前后对应等，如左则肘关节痛，取右侧之犊鼻穴来治疗；右侧膝痛取左侧的曲池穴来治疗；外踝关节痛取右侧的养老穴来治疗等，均是这一方法的演变而用，取之有极佳的疗效，尤其适宜经络病的治疗。还有一种与此相似的针法，是刺络之法，称缪刺，均为左则有病针右侧，右侧有病针左侧的方法。但是巨刺是刺的经脉，为深刺；而缪刺以刺络放血为主，是浅刺法，用于治疗络病。这种取穴的理论根据就是因为经脉左右相互对应，上下经脉同气相求（同名经）而用。

9. 焠刺

焠刺者，刺燔针则取痹也。

"焠"是指烧红的针，即是将针烧红后，刺入皮肤的一种方法，称为焠刺。就是现代针灸临床所用的火针，早在《黄帝内经》时代就对此有着丰富的经验。《灵枢·经筋》中言："手少阴之筋……其病内急心承伏梁，下为肘网，其病当过者支转筋，筋痛，治在燔针劫刺，以知为数，以痛为腧。"《素问·调经论》也有载："燔针劫刺其下及与急者。病在骨，焠针药熨。"该法是针刺疗法中独特的针刺方法，有着悠久的历史，具有针刺时间短、见效快、施治简便的特点，在治疗疑难病症方面有独特的疗效。现代临床对此多有发挥，已成为临床重要的针法之一，可用于各种顽麻痹痛。火针借助火的力量和温热刺激，以温阳扶正、疏通经络气血而达治疗目的。

二、十二刺

十二刺者，名曰：偶刺、报刺、恢刺、齐刺、扬刺、直针刺、输刺、短刺、浮刺、阴刺、傍针刺、赞刺。十二种刺法适应十二经不同疾病的治疗需求。《灵枢·官针》："凡刺有十二节，以应十二经。"

1. 偶刺

偶刺者，以手直心若背，直痛所，一刺前，一刺后，以治心痹，刺此者，傍针之也。

"偶"指双的意思，偶刺者，以配穴成对，并在前后对应用针，在古代主要用于心痹的治疗。现代在临床用之甚为广泛，所有前后配穴之用即称为此法，尤其是背俞穴与腹募穴的配用最为代表，又称之为"阴阳刺"。俞募配穴法，就是按脏腑各自所属的募穴和俞穴进行相配合应用。早在《黄帝内经》时就有许多相关运用记载，如《素问·奇病论》："口苦者……夫肝者，中之将也，取决于胆，咽为之使。此人者，数谋虑不决，故胆虚气上逆而口为之苦，治之以胆募俞。"病口苦，可取胆的募穴日月和胆的背俞穴胆俞治疗。《灵枢·五邪》载："邪在肺，则病皮肤痛，寒热，上气喘，汗出，咳动肩背。取之膺中外俞，背三节五脏之傍。"邪气在肺，取"膺中外俞"即肺的募穴中府和"背三节五脏之傍"即肺俞进行治疗，二者所载均是本法的具体运用。这种取穴法在现代临床所用更广，不仅能用于脏腑病变的治疗，还可用于治疗其脏腑经脉相连属的组织器官证候。

2. 报刺

报刺者，刺痛无常处也，上下行者，直内无拔针，以左手随病所按之，乃出针复刺之也。

"报"是重复之含义，是反复针刺而用，就是要找到痛处，在这个痛点直刺一针，并留针，然后再以左手循按局部另找痛处，拔针之后再刺，故称之为报刺。现代临床主要是用于阿是穴针刺法，以游走性疼痛为用。

3. 恢刺

恢刺者，直刺傍之，举之前后，恢筋急，以治筋痹也。

"恢"是宽广、宽大之意，是在痹痛的部位四周针刺，采用多向透刺法来扩大针刺的影响，所以称之为恢刺。古代是用于筋痹（肌腱）病的治疗，现代可用于肌腱损伤、肌肉痉挛、腱鞘囊肿等疾病。现在对此一般的操作方法是首先找出病患处，在病变肌腱旁边垂直进针，然后再将针退至皮下，不出针，将针体倾斜，沿着肌腱纵轴方向将针刺入一定深度，后再将针提至皮下，不出针，微微换个角度行刺，反复几次之后留针一定时间即可。

4. 齐刺

齐刺者，直入一，傍入二，以治寒气小深者，或曰三刺，三刺者，治痹气小深者也。

齐刺是指在病变部位直刺一针，并于两旁各刺一针的一种方法。由于三针一齐运用，所以称之为齐刺，也叫"三刺"。这种针刺法在古代主要用于寒邪而致的痹症，主要用于病变部位深在，但病患面积较小的患者。三针并用，加强了针刺疗效。现代临床主要以阿是穴为用，如梨状肌综合征、急性腰扭伤等病患，皆可用本法治疗，多施以较强的刺激手法，可有显著疗效。

5. 扬刺

扬刺者，正内一，傍内四而浮之，以治寒气之博大者也。

扬刺是指是在病变的正中先刺一针，然后在上下左右各浅刺一针。这种刺法浅而轻浮，有"扬散"之意，所以称为扬刺。这种针刺法适宜于病变部位较浅，但面积较大的痛证。与齐刺法有相似也有区别，相同之处都是多针刺，均对寒邪之痛证最为适合，不同的是，齐刺适宜病变深在的患者，扬刺适宜病变较浅的疾患。现代皮肤针的运用即是本法的演变。也相当于现代的围刺法之用，如带状疱疹的围刺、斑秃的围刺、神经性皮炎、股外侧皮神经炎等皮肤表浅疾患，均可用本法治疗能获得显著疗效。

6. 直针刺

直针刺者，引皮及刺之，以治寒气之浅者也。

直针刺是指用手捏起皮肤，将针沿皮卧针直刺，所以称之为直针刺。本法在古代主要是用于疾病表浅的寒邪痹证。与扬刺也有相似之处，皆为浅刺法，但扬刺法是多针刺，而本法是仅用一针的方法。现代临床所有皮下刺均是指的此法，所以也叫皮下刺或横刺。如临床刺印堂、太阳等穴位就属于直针刺。

7. 输刺

输刺者，直入直出，稀发针而深之，以治气盛而热者。

"输"是疏通、通达之含义，将针刺入而将热邪引出。输刺是指少针而深入，不留针的一种方法，主要用于热证的治疗。其操作方法是先将针垂直刺入穴位深处候气，得气后将针慢慢退出，深刺而慢退意在从阴引阳，疏泄热邪。一般多用于实热证。另外在"九刺""五刺"法中也均有输刺法，但与其不同，"九刺"之输刺法用于五脏病的治疗，而本法是治疗热证的方法。而在"五刺"中的输刺是治疗骨痹的用法，虽然名称相同，但其功用各有不同，临床应明确。

8. 短刺

短刺者，刺骨痹，稍摇而深之，致针骨所，以上下摩骨也。

"短"是近的意思，是指针近于骨。短刺是指将针深达骨部，因针接近骨部，所以称之为短刺。其操作方法是在进针时稍加摇动，渐渐深入慢慢进针，在接近骨处时，再将针上下轻轻捻转提插。这种刺法有两个要素，一是慢进深刺，二是强刺激，适宜于病变深在的疾病，如现代临床中的肱骨外上髁炎、骨刺、股骨头坏死等疾病的治疗。

9. 浮刺

浮刺者，傍入而浮之，以治筋急而寒者也。

"浮"即漂浮之意。浮刺是指斜刺浅层肌肉的一种方法，由于横卧透刺进针比较浅，所以称之为浮刺。本法属于一种浅刺法，在古代针法中关于浅刺针法较多，如九刺之中的毛刺，五刺中的半刺，三刺中的浅刺，五体刺中的皮刺，还有十二刺中的扬刺法及本刺法，均为浅刺的运用，各自之间既有相同之处，也有之别，所以应该明白各自之意义，在临床上方能灵活运用。浮刺法的运用是在浅层肌肉，从病灶旁进针，用于肌肉痉挛的治疗。现在的刃针、浮针等理论的运用就是这一刺法的延伸运用。

10. 阴刺

阴刺者，左右率刺之，以治寒痹，中寒厥，足踝后少阴也。

阴者，相对于阳而言。本法因是取用阴经之穴治疗阴寒病，故被称为阴刺。这种用法是左右穴位同用，主要用于五脏病的治疗。现代临床延伸为四肢双穴同取法。

11. 傍针刺

傍针刺者，直刺，傍刺各一，以治留痹久居者也。

旁者，边缘的意思。傍针刺就是指直刺一针，再在旁边斜刺一针的一种方法，因此称为傍针刺。在古代主要用于顽固不愈的痛证治疗。现代运用较广，可用于风湿性肌炎、软组织损伤、梨状肌综合征、坐骨神经痛、腰椎病、颈椎病等治疗。这种刺法类似于九刺中的齐刺、五刺中的合谷刺，但同种有别，临床应根据病情灵活用之。

12. 赞刺

赞刺者，直入直出，数发针而浅之出血，是谓治痈肿也。

赞刺是多针而浅刺，使之出血的一种方法。这种刺法有助于痈肿的消散，所以称为"赞刺"。在过去主要用于治疗痈肿、丹毒。与九刺中的"络刺"、五刺中的"豹文刺"有相同之处，均为浅刺出血的方法，但又有各自的不同。络刺是刺络脉的方法，以瘀络为主；赞刺以皮肤痈肿、丹毒为用；豹文刺主要用于血热证。络刺主要指的是放血部位和针刺原则，赞刺和豹文刺是指的具体方法和适应证。

三、五刺

五刺者，名曰：**半刺、豹文刺、关刺、合谷刺、输刺**。五刺为五种刺法的合称，用于治疗五脏所属疾病。五刺法是从五脏应合五体的关系，论述了病在皮、病在脉、病在筋、病在肉、病在骨的不同治疗方法。

1. 半刺

半刺者，浅内而疾发针，无针伤肉，如拔毛状，以取皮毛，此肺之应也。

半者，一半也。半刺就是指快进快出，如拔毛状，刺皮而不入肌层的一种方法。由于其浅刺疾出，如仅刺了一半，所以称"半刺"。肺主皮毛，浅层刺之，应之于肺。治肺就能治皮毛，治皮毛就能调肺。所以本法可用于治疗皮肤病、外感表证、肺病等。与九刺中的毛刺、十二刺中的浮刺相近。

2. 豹文刺

豹文刺者，左右前后针之，中脉为故，以取经络之血者，此心之应也。

豹纹者，豹皮之花纹也。豹文刺，先以中心刺，再在四周左右前后点刺出血，形如豹皮花纹也。本刺法是以刺之血管为用，心主血脉，刺中血络出血能祛瘀生新，使气血调和，从而令瘀血得除，邪热得解。所以本法可主要用于心脏病。现代临床常用于瘀血阻络或红肿热痛等血分有热之证。

3. 关刺

关刺者，直刺左右尽筋上，以取筋痹，慎无出血，此肝之应也。

本法是刺于四肢关节的筋上，因在关节附近，所以称之为关刺。其针刺于筋上，因肝主筋，所以其应之肝。治肝则能治筋，治筋也就能治肝。此法主要有舒筋活血、通经活络的作用，临床用于肌腱、韧带等关节部位的疼痛。

4. 合谷刺

合谷刺者，左右鸡爪，针于分肉之间，以取肌痹，此脾之应也。

"谷"者，山谷也。合谷刺者，"肉之大会为谷也"。因刺之肌肉，故名为合谷刺，又名"合刺"。进针后，退至皮下，再依次向两旁斜刺，形如鸡爪状，故又名为"鸡爪刺"。脾主肉，治脾就能治肉，同理，调肉也能健脾。临床常用此法治疗肌肉劳损、水肿、泄泻等脾脏而致诸疾。

5. 输刺

输刺者，直入直出，深内之至骨，以取骨痹，此肾之应也。

"输"有疏通、通达的含义。因本刺法是直进直出，深刺至骨，有通达之意，故名为输刺。肾主骨，因此治肾就能壮骨，同理，治骨也能补肾。深针至骨的刺法可以与肾气相应，能祛除在骨的邪气，使肾气充足。临床常以此法治疗颈椎病、腰椎病、骨质增生等骨病。

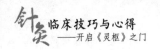
第六节　针灸处方取穴法与配穴法

取穴是配穴的基础，腧穴的选择与配伍是处方的前提。因此二者是针灸处方的主要内容之一，做到正确取穴与合理配穴十分关键，关于针灸处方的选穴法和配穴法，历代医家留下了大量的宝贵经验，为我们临床运用提供了极大的方便。掌握了这些规律则能在临床上灵活处方，有效组合。

一、临床常用取穴方法

（一）局部选穴（以痛为腧）

局部选穴就是在病变局部取穴的方法，这是最基本的选穴方法，平时所说的阿是穴就是"以痛为腧"的局部取穴法。这种取穴方法在古今临床运用均十分广泛，如《灵枢·经筋》篇载："治在燔针劫刺，以知为数，以痛为输。"就是局部取穴典型的范例，说明了治疗经筋病时要以局部取穴为主，至今仍是临床重要理论之一，现代各种治疗经筋病的针刺法仍是以局部取穴为主。明代高武在《针灸聚英》中说："跌打损伤破伤风，先于痛处下针攻。"又载"悬颅、颔厌之中，偏头痛止""颊车、地仓穴，正口歪于片时"等，这些以病变局部腧穴组成的处方，经临床长期实践运用，疗效可靠，运用简单，确实值得推广运用。比如所有的跌打损伤，先于患处给以刺血，瘀血消除，疼痛肿胀就会马上缓解，这是治疗这类疾病首要之法。局部取穴最适于疼痛非常局限、难以辨证时及远端取穴不理想的患者，均可以局部取穴为主。如各种关节的疼痛、扭伤、皮肤病、腱鞘囊肿、甲状腺肿大、淋巴结核等，在局部采用围刺法治疗，多能收到明显疗效。当然这只属于最基本、最简单、最简便、最宜记的穴道主治作用，不是所有的病都能选取这种取穴法。如果单纯落入这种取穴方法，就未免要犯"头痛医头，脚痛医脚"的错误，那只能算是个扎针匠，不能成为一个合格的针灸师，更不能治疗复杂的疾病，所以应当注意。

（二）邻近选穴

又称近部取穴。与远部取穴相对而言，是指在病患周围取穴的方法。这种取穴方法最适于头面部疾病的治疗，如鼻子疾病常取印堂、迎香、上星、通天等穴位治疗；耳病常取完骨、翳风、听宫等；牙痛常取下关、颊车、听宫等。身体其他部位的疾病也常以这种方法选穴，如痔疮取长强、秩边、次髎等；胃痛取梁门、中脘、天枢等；膀胱炎取关元、水道等；膝痛取梁丘、血海、膝阳关、阳陵泉等。这些取穴不同于上面所说的局部取穴的运用，局部取穴主要是选用的阿是穴取穴法，以在疼痛点来取穴。邻近取穴是在病患周围，离开病患处取穴，主要是以周围的穴位为主。所以这一部分取穴称之为近部取穴，与阿是穴取穴有别，与远部取穴相应而然。

（三）远部取穴

也称为远道取穴，这是针灸之特色，用好远道取穴法是针灸治疗的关键，也是用来评价一个针灸师水平高低的重要途径。《灵枢·官针》言："远道刺者，病在上，取之下，刺府腧也。"这是指出六腑病取用下合穴的方法。例如胃病取用足三里，大肠病取用上巨虚，胆腑病取用阳陵泉等。现代针灸临床泛指一切离开病患远处取穴的方法，均归属于远道取穴的范畴。这是以脏腑经络学说理论指导循经远部取穴的一个特点。临床上又根据取穴方法的不同，分为以下几种取穴法。

1. 循经取穴

这是远部取穴最基本的取穴方法之一，它是以脏腑经络理论为指导，根据"经脉所过，主治所及"的取穴原则，在疾病部位所属的经脉上选取腧穴治疗，一般多选用四肢肘膝关节以下的腧穴，以治疗其远隔部位的病痛，这就叫循经远部取穴。《灵枢·四时气》言："按其所过之经以调之。"《医学入门·针灸》曰："因各经之病而取各经之穴者，最为要诀。"《针灸问对·卷之上》对此也有记载："病随经而在，穴随经而取。"由此可见，循经取穴的重要性。

《灵枢·终始》篇说："阴阳不相移，虚实不相倾，取之其经。"就是说凡是本经脉循行的部位包括经脉所属络的脏腑、联系的组织器官发生病变而未涉及其他脏腑、经脉时，即遵循"不盛不虚，以经取之"的治疗原则，临证时就只选取所病经之穴即可。**具体地说就是哪一经有病，就选取哪一经上的腧穴治疗，这就是循经取穴治疗的基本理论。**这种取穴方法临床所用甚广，如手太阳小肠经之肩痛取后溪或腕骨或养老等小肠经脉穴位治疗；如足太阳膀胱经之腰痛取足太阳之昆仑、束骨等腧穴来治疗；上牙痛取足阳明胃经的内庭或厉兑或陷谷等足阳明经脉之穴来治疗，所有这些都是这一理论的运用。这一用法早在《内经》中就已记载较多，如《灵枢·五乱》谓："气在于心者，取之手少阴心主之输。"《灵枢·刺腰痛论》云："足太阳脉令人腰痛，刺其郄中，太阳正经出血……少阳令人腰痛，刺少阳……足阳明令人腰痛，刺阳明……足少阴令人腰痛，刺足少阴……厥阴之脉令人腰痛，刺厥阴之脉。"均指出所取病变经脉，并没有指出所取之穴，这就是根据病变于何经就取用何经之穴的运用。

2. 上病下取

《灵枢·终始》有："病在上者下取之……病在头者取之足。"这就是对本法运用的最早记载。就是上部有病从下面取穴治疗，尤其是头面部的疾病取用足部的穴位能获得显著疗效，如《肘后歌》中所载的"头面之疾针至阴"就是一典型运用，这种取穴方法在临床非常广用，如少阳经头痛取用足临泣；牙痛取用内庭；头顶痛取用涌泉等皆为常用。这种取穴法最适宜于同名经取穴的运用，在《身经通考》中记载："手阳明大肠与足阳明相通，手太阳小肠与足太阳膀胱相通，手少阳三焦与足少阳胆相通。所以胃有病大肠亦病，胆有病而三焦亦有病，小肠有病而膀胱亦病，是同经同气之相感应也。"故手足同名经在疾病传变和治疗作用上是互相关联的。手阴阳经脉在上肢，足阴阳经脉在下肢，上肢有病可取下肢，如肩关节痛时，常在同名经踝关节部位有压痛反应，就此针之则有佳效；手阳明大肠经曲池部位肘痛时，常取用足阳明胃经犊鼻治疗效如桴鼓，均是同名经取穴的运用。

3. 下病上取

对此理论运用，在《灵枢·终始》篇中也有记载："病在下者，高取之。"与"上病下取"正好相反，就是下部的病证取用上部的穴位。如《肘后歌》中的"腿脚有疾风府寻"就是这一用法的记载，如足跟痛取用下关穴；子宫脱垂、疝气、脱肛取用百会；外踝痛取用攒竹穴等皆为常用。临床所用也常根据手足同名经上下贯通的理论，下肢疾病，取用上肢穴位治疗，如小腿酸痛，取用手三里；犊鼻部位膝痛时针刺曲池；申脉穴周围外踝痛针刺养老穴等，都是同名经取穴的运用，并且这些部位的疼痛在这些相应的穴位周围多能找到明显的压痛反应。这种取穴法具有疗效高、取穴少、见效快的优势特点。

4. 中病旁取

《素问·五常政大论篇》载："病在中，傍取之。"就是说病在中部者，取其两旁的腧穴。如《肘后歌》中"脐腹有病曲泉针"就是这一运用之记载，如腹痛、胃脘胀痛等病，常取章门、期门等穴治疗。这一取穴理论的运用，是根据十二经脉"标本""根结""气街"的理论，四肢与躯干之间在生理功能及腧穴主治上有密切的联系。手三阴经的标都在胸膺和背部，而胸部、腹部是气街所在部位，所以胸腹部躯干之病可通过取上下肢穴位"傍取之"来治疗。

（四）随症取穴

针对患者的主要症状，选择对此有特殊疗效的腧穴来治疗，称为随症选穴。因为这种所选之穴都是长期临床实践经验所得，某些穴位对某些疾病有特殊的疗效，具有专病专穴的特性，所以又被称为经验选穴。如胎位不正时灸至阴、乳汁不足刺少泽、高热刺大椎、足跟痛取大陵、痰多用丰隆、呕吐用内关、崩漏用隐白、五十肩取条口、哮喘取定喘穴、腰痛选用腰痛点、小儿疳积取四缝、阑尾炎取阑尾穴、胆囊炎取胆囊穴等，都是临床常用效穴。临床上注意观察总结，灵活取用这类特效穴将有事半功倍之效。

（五）辨证选穴

辨证是中医之核心，也是中医之特色，因此针灸治疗也离不开辨证这个中医纲领。辨证选穴就是根据中医望闻问切之四诊资料，对此分析病因病机而辨证组方治疗疾病的方法。这种辨证选穴主要用于各种脏腑病及全身疾病的治疗，因这类疾病不能用上述按部位选穴的方法，需要根据疾病的性质进行辨证分析，将病

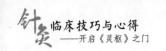

证归属于某脏腑或经脉，然后再具体到经脉中选穴。例如：胃痛一证，痛在胃脘部，一般会选用中脘、足三里，这是病在胃而治胃，所以用之就有效。但是对急性胃剧痛，常需要加用梁丘、内关等；如患者胃脘部灼热隐痛，体质虚弱，纳食少，伴口燥咽干，大便干结之阴虚证，常取用胃俞、三阴交、内庭等穴；若痛连两胁，属于肝气犯胃者，需要针刺期门、太冲才能有效，所取用的穴位是通过辨证而获得。《内经》中言："五脏六腑皆令人咳，非独肺也。"因此见到咳嗽患者，需要认真辨证咳嗽之原因，如咳嗽仅有胸闷、咳嗽及咳痰的症状，而无其他见症时，则为肺经自病，治疗时从咳嗽及咳痰的性质、病程的长短、体质强弱、舌质舌苔及脉象来辨证分析，采用针、灸或针灸并用，用补还是泻，选穴仅从肺经取穴即可。如痰多时，可酌取脾胃两经之穴，如丰隆、足三里等，因脾胃为生痰之源。若当久咳不止，患者出现黄痰、食欲不振、大便稀薄、四肢困重乏力等脾胃虚弱之症时，这为土虚不能生金，治疗应从培土生金法入手，常以脾俞、胃俞、足三里、中脘、三阴交等穴为主穴；如患者久咳，而兼有头晕耳鸣、遗精、腰酸、腰痛等肾虚症状时，这为子盗母气，肾气不摄而致的咳喘，其标在肺，其本在肾，治疗应采取补肾纳气的方法为主，如以肾俞、太溪、关元等穴为主穴。虽然都是以咳嗽咳喘为主症，但因伴随症状不同，疾病就完全不一样，这时需要仔细认真辨证才能正确诊断，最终也才有合理的治疗处方。

二、临床常用配穴法

配穴是为了更好地发挥腧穴互相配合的协同作用，配方时根据中医理论辨证、结合针灸及腧穴之特性，将相关的穴位加以配伍组成一个治疗处方。其目的就是加强腧穴之间的协同作用，相辅相成，提高疗效。临床常用的具体配穴方法主要有按部配穴法、按经配穴法两大类。

（一）按部配穴法

1. 远近配穴法

这种配穴法是指在取穴时既在病患局部或周围取穴，又同时在远离病患处取穴组成处方的方法。这种配穴法有局部祛瘀、远部通经的作用，因此有较好的治疗功效，是针灸处方最常用的配穴法之一，早在《内经》中就有许多相关记载运用。例如《灵枢·四时气》所载："腹中肠鸣，气上冲胸，喘不能久立，邪在大肠，刺肓之原，巨虚上廉、三里。"肓之原是指气海穴，为本病局部用穴，足三里、上巨虚为远部取穴，这就是局部与远端配用的范例记载，这种配穴方法在《内经》中记载颇多。在后世针灸临床专著中也一直广泛运用，如《百症赋》有："强间（局部）丰隆（远部）之际，头痛难禁……观其雀目肝气，睛明（局部）行间（远道）而细推。"《杂病穴法歌》又载："牙风面肿颊车神（局部），合谷、临泣（远部）泻不数。"这些皆为古医家远近配穴运用经验之记载。现在临床经常以此法配穴运用，如胃病常取局部中脘配远端的足三里、内关；牙痛常取局部的颊车、下关，配远部的合谷、内庭运用；偏头痛时常取用局部的丝竹空、太阳，配远端的外关、足临泣运用等，皆为这一配穴法的具体运用。临床所用举不胜举，十分广泛，临床应当据病灵活用之。

2. 前后配穴法

前是指头面、胸腹等部位，后是指枕部、腰背等部位，因此这种配穴法又称为"腹背阴阳配穴法"，是以身体前后部位相互配穴组方的方法，这种配穴法在《内经》中称为"偶刺"。《内经》云："偶刺者，以手直心若背，直痛所，一刺前，一刺后，以治心痹，刺此者，傍针之也。""偶"指双的意思，偶刺者，以配穴成对，并在前后对应用针，在古代主要用于心痹的治疗。现代在临床用之甚为广泛，所有前后配穴之用即称为此法，尤其是背俞穴与腹募穴的配用最为代表，又称之为"阴阳刺"。俞募配穴法，就是按脏腑各自所属的募穴和俞穴进行配伍运用的方法。《素问·奇病论篇》载："口苦者……夫肝者，中之将也，取决于胆，咽为之使。此人者，数谋虑不决，故胆虚气上逆而口为之苦，治之以胆募俞。"就是口苦患者取胆的募穴日月和背俞穴胆俞治疗。这种配穴法，不仅可以治疗脏腑病变，而且还可以用来治疗与其脏腑经脉相连属的组织器官证候。

3. 上下配穴法

上，是指上肢和腰部以上；下，是指下肢和腰部以下。在这里上、下配穴法是广指人身上部腧穴与下部腧穴配合组成处方的方法。如心脾两虚的失眠可取用

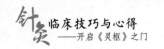
上肢的神门，配下肢的三阴交组成处方；如头顶痛取用头部的百会，再配下肢的太冲组成处方；如咽喉干燥疼痛，取上肢的列缺，配下肢的照海等，这些配穴所用均为上下配穴组方。

4. 左右配穴

左右配穴法的取穴理论是根据十二经脉的循行，左右同源，两侧相对应原理。临床具体运用时有两种情况：一是对于脏腑疾病取穴时，一般两侧腧穴均同用，以加强疗效，如胃病时常取双侧的足三里、内关；肺病时取双侧的肺俞、太渊；肾虚时取双侧的肾俞和太溪等。另外根据经脉循行交叉的特点，就是左右配穴法的运用，即《内经》中所言的"缪刺""巨刺"，也是一种左右配穴法的运用。如当一侧面瘫时，取另一侧的合谷穴；当一侧手太阳小肠经脉循行的肩周炎时，则取用另一侧的后溪穴治疗。也可以左右交叉配穴治疗，如左侧面瘫取同侧的颊车、地仓，配另一侧的合谷、足三里；如右侧的偏头痛取用同侧的丝竹空透率谷，配另一侧的足临泣、外关来治疗。这几种情况均为左右配穴法的具体运用，临床应当明确，根据患者的具体疾病灵活选用，具有取穴少、作用强的特点。

（二）按经配穴法

按经配穴法就是按经脉理论和经脉之间的联系进行配穴。临床上常用的有本经配穴法、表里经配穴法、同名经配穴法。

1. 本经配穴法

这一配穴法是以脏腑经脉所发生的病候为依据，《灵枢·终始》载："必先通十二经脉之所生病……故阴阳不相移，虚实不相倾，取之其经。"这一用法就是当某一脏腑或经脉发生了疾病，就在相应经脉上选取相应的腧穴配伍组方治疗。如《灵枢·厥病》载："厥心痛，卧若徒居，心痛间，动作痛益甚，色不变，肺心痛也，取之太渊、鱼际。"这就是本经配穴法，这种取穴又叫"循经配穴"，是临床最基本最常用的一种配穴法。如鼻炎取面部手阳明大肠经的迎香穴，再取手部大肠经脉的合谷穴；后头痛时取天柱穴配昆仑穴等，均为这一配穴法的运用。

2. 表里经配穴法

本法是以脏腑、经脉的阴阳表里配合关系，作为配穴依据。即某一脏腑经脉有病了，就取其相表里经脉的腧穴组成处方来治疗的方法。《素问·血气形志篇》载："足太阳与少阴为表里，少阳与厥阴为表里，阳明与太阴为表里是为足阴阳也。手太阳与少阴为表里，少阳与心主为表里，阳明与太阴为表里，是为手之阴阳也。"如咳嗽时取用手太阴的尺泽、鱼际配手阳明的合谷；胃痛胃胀时，取用足阳明的足三里，配脾经的公孙穴等，均为这一方法的具体运用。这种配穴法早在《内经》中就广泛运用，如《灵枢·口问》载："寒气客于胃，厥逆从下上散，复出于胃，故为噫。补足太阴、阳明。"《灵枢·五邪》也有记载："邪在肾，则病骨痛，阴痹。阴痹者，按之而不得，腹胀腰痛，大便难，肩背颈项痛，时眩。取之涌泉、昆仑。"这也是表里经脉穴位配合运用。在这一配穴法中还有一特殊用法，称之为原络配穴法，就是取用一条经脉的原穴，再取其表里经脉的络穴，这种用法是表里配穴法的一种特殊类型，已在"第一章第三节"部分讲过，故不再赘述。

3. 同名经配穴法

本法是根据同名经同气相求的理论而运用，这一理论的运用是上下取穴的重要理论根据，同名的经脉分别在人体上下分配，但相互衔接，所以经气相通。如《灵枢·杂病》有载："喉痹不能言，取足阳明；能言，取手阳明。"即是这一取穴的运用，这一配穴法，在临床运用非常广泛，有取穴少，疗效高的特点。如手太阴肺经之肩前痛，可取手太阴肺经的列缺，配足太阴脾经的三阴交；颈项痛可取手太阳小肠经的后溪穴配足太阳膀胱经的昆仑治疗；偏头痛时，取用手少阳之外关、丝竹空，配足少阳之足临泣等，都是临床上常用而有效的配穴方法。

上述是临床常用的针灸取穴法和配穴法，当然还有一些其他方法，这些方法或在临床较少用之，或是其基本理论已包含于其中，故不再介绍。若想能够灵活运用到临床，就必须切实掌握其中的基本理论，临证时才能合理组方选穴，掌握了这些基本的原则和方法，在理论上就为我们提供了针灸处方选穴的基本思路。

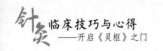
第七节 浅谈针灸治病的几个误区

针灸已有数千年的历史，古医家对此已有非常完备的理论和实践经验，由此继承发展下来，按理说应更加繁荣昌盛，但现实中却不容乐观。针灸总体水平已明显下降，主动选择针灸治疗的人数仅占各种医疗方式中极少的一部分，尤其是得病之后第一次就选择针灸的人数更少，多数针灸患者是各种治疗方法无效后才选择针灸治疗。那么究竟为何造成了现今针灸不景气的局面呢？最主要的原因是针灸疗效的降低，针灸医师水平低下才造成了这一现实状况。要想尽快改善针灸在国内的发展现状，必须加强针灸医师高素质的培训，提高针医师的综合水平，深研古训，紧紧围绕经络之核心，形成以辨证、辨经、辨病为特色的针灸治疗体系。

当前影响针灸发展的因素是多方面的，但最主要的因素是由以下几个起决定性作用的原因而导致，只有及时有效解决，针灸的春天才会真正来临，流传几千年的国粹也才会重新繁荣昌盛起来。

一、针灸学误入西医学思维是误区之一

我们知道中医学来源于几千年前的古文化，是人类生存本能发展过程中所诞生的学科，是根据自然界自然变化规律，借助于古代辨证哲学所建立起来的一门自然科学，完全符合于自然界的变化规律。中医学是自然的也是科学的，并且更是具有实用价值的医学，为中华民族几千年的繁衍生息做出了不可磨灭的贡献。但是到了今天，新学科西医学的诞生，并迅速地普及发展，严重干扰了中医学健康有序的持续发展。由于西医学具有直观形象、便于理解、容易学习等特点，更多的人开始推崇西医、排斥中医，甚至许多学习中医的人也对中医产生了怀疑，以西医的思维诊病，中医套用药方或简单的针刺，完全失去了中医之特色，背离了中医的核心思想，故使中医走上了迷途。

尤其是对针灸学方面危害更深，这些年很多人都在忙着找经络的实质存在，

并且以现代高科技化方式寻找经络，最后因找不到实质的经络，就对此加以否定，这是十分可笑的。针灸学是在几千年前人们通过不断实践而形成的经验医学，是以有效性、可靠性建立起的一门学科，用所谓的"科学"来证明现实的不科学，能有意义吗？到底是谁存在不科学性呢？经络看不到就说不存在，正如我们现在每个人都要使用手机，那么请问手机又有线吗？你说手机用的是无线网络，那么经络就是我们人体内的无线网络，只不过是我们的祖先更加高明，在几千年前就已经发现了人体的无线网络，只是现有的水平尚不能对此明确，也许随着对经络的正确认识，我们会在不久的一天真正能揭开经络的秘密。

所以我们不能生硬的向西医学靠拢，西医有西医的优势，中医有中医的特点，我们做中医就要老老实实以中医思想观来研究中医，不能让中医变成"畸形"之中医。不要动不动以西医的思想来评判中医，更不要以西医的思想来要求中医。我们也没有必要非要得到世界的承认才能相信自己的国粹，牵强地和西医去接轨，和世界去接轨，弄得中医千疮百孔，伤痕累累。正是这样，我们的中医才生存得这么艰难，也正是这样，我们的针灸才不被患者信赖，也正是因为这样，针灸的疗效才一塌糊涂。

二、针灸治疗不用辨证思维是误区之二

现在针灸治疗几乎落入了阿是穴针刺范围，尤其是年轻一代的基层针灸医师，哪里有病哪里针，肩痛将痛区针刺一片，腰痛就将腰扎成马蜂窝，膝痛就是扎满膝盖，这就是所谓的"三光针法"。银针所过，寸皮不留，这种针刺方法随处可见，什么辨证不辨证一样的思维，完全将针灸当作了一种单纯的刺激法，失去了针灸学的意义。这样不仅给患者增加了许多针刺痛苦，而且治疗效果极差，甚至完全没有疗效，特别是脏腑病，这种治疗方法完全不可取。所以时下就导致了有很多人认为针灸只能治疗颈肩腰腿痛，不能治疗脏腑病，因此多数患者得了病也不会选择针灸治疗，以致时下针灸的路越走越窄。本来有许多疾病用针刺要比其他方法疗效好得多，既见效快、作用好，又能治本，还无副作用，这是多有优势的治疗方法，可惜都走了弯路。如便秘、痔疾、胃痛、呕吐、呃逆、肠炎、痛经、闭经、胎位不正、产后乳少、乳腺增生、妊娠呕吐、脑血

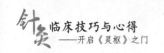
管后遗症、面瘫、头痛、牙痛、耳鸣、耳聋、口舌生疮、咽喉肿痛、心动过速、咳嗽、哮喘、阑尾炎、胆囊炎、肠胃痉挛、疝气、痤疮、带状疱疹、斑秃等众多疾病，选择针灸均有极佳的疗效。若能辨证准确，组方得当，手法精准，一般都有立竿见影之效，甚至得到彻底解决。若不去辨证，天马行空的乱扎乱刺，必然会治疗无效，那么到最后还有谁再去信任针灸呢？

当今针灸不能被患者广泛接受还有一个重要原因，就是针刺穴位太多，如同上面所说，银针所过，寸皮不留，这样的针刺痛苦很难让患者接受，这是用一种痛苦换取另一种痛苦。患者本来就有疾病之苦，应最大限度地减少给患者治疗所带来的痛苦，所以取穴应尽量中肯，抓住要害，少刺穴位，做到精穴疏针。正如现代著名针灸家承淡安先生所言："治病取穴，在可能范围内，应尽量少取，做到精穴疏针，避免多针滥刺，以期减少病者遭受不必要的痛苦。"此乃是真知灼见、经验总结。千万不要以为针刺的穴位越多，效果就会越好，乱扎乱刺，给患者造成不应有的痛苦，会使患者惧针而不敢接受针刺。

针灸治病取效与否，并不决定于取穴之多少，其有效性依然是合理辨证组方是关键。若能用穴得当，有时可一穴或几穴就能迎刃而解，用穴如用兵，兵贵精而不在多，笔者在临床经常用一二穴就能解决患者的痛苦。有时取穴过多，不但影响疗效，反而会加重患者病情，因使患者大量耗气，故病情加重。要想达到精穴疏针，就必须在辨证的情况下取穴，正如《灵枢·官针》载："先得其道，稀而疏之。"只有掌握辨证要领，才能达到取穴少、疗效好、穴穴有用、方方有效的治疗结果。

三、用电针完全代替手法是针灸治疗误区之三

自《内经》时代以来，就有了明确的补泻手法，之后发展逐渐完善，形成了较为完备的针刺补泻手法，也就是今天针灸学中所言的《刺法灸法学》，对针灸临床有着至关重要的作用，所以在临床中有"扎针不灵，补泻不明"之说，可见补泻手法之重要性。《灵枢·百病始生》篇言："当补则补，当泻则泻，毋逆天时，是为至治。"《灵枢·胀论》篇亦言："当泻则泻，当补则补，如鼓应桴。"《难经·七十三难》也有相关记载："补之不可以为泻，泻者不可以为补。"《金针赋》云："观

夫针道，捷法最奇，须要明夫补泻，方可起于倾危。"以上所谈均是关于手法补泻的重要性，说明了针刺的疗效与手法有着重要关系。确实如此，笔者通过长期的临床实践证明，手法在治疗中确有重要的作用。在过去的一些年代，针灸治疗都不谈手法，只谈穴位，完全将针灸落入了一般刺激治疗，所以使针灸备受重创，差一点被毁掉。

针刺穴位确实是一种激发功能，通过这种激发功能可以起到一定的治疗作用，但是仅仅如此不能发挥出穴位应有的功效，穴位需要听从人的指挥，如何进行调动是关键，因需求使用不同的手法，对穴位起到不同的调动作用。《灵枢·九针十二原》上说："凡用针者，虚则补之，满则泻之，菀陈则除之，邪盛则虚之。"那么如何实之？如何泻之？如何除之？都要通过手法来实现，可见选择了穴位只是治疗的第一步，如何调动穴位发挥作用还是至关重要的，特别是脏腑疾病的治疗，尤为关键。

近几年，随着科学的发展，有了时尚的针刺行针手法——电针。电针自临床运用以来，迅速蔓延，患者来到诊室，局部穴位一扎，电针一接，定上时间，警报一响，拔针走人，几乎都是这种治疗模式。那么这种电针方法能不能完全代替行针手法呢？答案当然是不可能的。这种电针法仅适宜于局部用针、循经取穴，或某些痛证的治疗，对于脏腑明显虚实性疾病、器官的疾病或某些特殊疾病都不适宜。这样的治疗其疗效自然则会大大降低，甚至完全没有疗效，到头来针灸就会毁于一旦。用针刺手法，并不是复古，也不是落后，而是最基本常规的操作方法。就如每个人吃饭走路一样，科学不管怎么发展，吃饭还得必须用嘴，走路还得必须用双脚，这是常理也是常规。针刺操作只能进一步发展完善，不能完全用现代模式去替代，这是代替不了的，也是行不通的。

四、把针灸仅当作辅助方法治疗疾病是误区之四

针灸治病有着可靠的疗效，其疗效已经过数千年的临床验证，中华民族在几千年的发展中就是以针灸学为主流的医学模式护佑着人类的健康，使中华民族长盛不衰，生生不息。《黄帝内经》就是其很好的佐证，其中记载有200多种疾病的针灸治疗，其疗效毋庸置疑。而针灸发展到今天，针灸治疗却很难登大雅之堂，多数患者是在其他方法治疗无效后才会想到针灸，往往仅作为一些疾病的辅助治

疗，这是对针灸的严重误解，是导致针灸停滞发展的一个重要原因。早在 1979 年，世界卫生组织在其机关刊物《世界卫生》上正式刊登了向全世界推荐的 43 种针灸适应证，这 43 种优势病种完全仅用针灸即可治愈，且用针灸的方法优于其他各种方法的治疗。后来随着对针灸进一步的研究加大，通过大量的临床治疗总结，世界卫生组织于 2002 年将优势病种扩展到 107 个优势病证的治疗，通过筛选出的这 100 多个优势病证，完全可以用针灸或以针灸为主法将其治愈，其疗效确实可靠。

笔者在十余年的针灸临床中，仅以针灸方法可治疗 200 多种疾病，多数病证获效理想，见证了针灸疗效的可靠性和优势性。针灸不仅能够治疗常见病，而且对某些疑难杂症也具有立起沉疴之效，可见针灸治病范围既广泛，疗效又肯定。目前通过针灸临床资料汇总分析，针灸可用于治疗 16 个病证系统的 460 多种病证，成为各种治疗方法的优势之法。所以认为针灸仅能起到辅助治疗疾病的看法绝对是错误的，针灸不但能够治疗疾病，而且还具有治病广、疗效高、作用强的巨大优势。对某些疾病的治疗，针灸常作为首选的方法，如急性腰扭伤、落枕、颈椎病、膝关节骨关节炎、腰背痛、功能性便秘、偏瘫后遗症、网球肘、头痛、急性胃痉挛、痛经、胎位不正、乳汁不足、牙痛、面瘫等疾病，这些常见的顽症痼疾若用针灸治疗，一般均优于其他各种方法的治疗，具有独特优势。

五、认为针灸仅治疗慢性病不能治疗急性病是误区之五

《史记·扁鹊传》曾经有载，扁鹊治疗虢太子"尸厥症"（相当于西医学中的昏迷）的医案，这是历史上最早的针灸医案，这个医案就是急性病的针灸治疗。可惜现在有许多人认为针灸不能治疗急性病，甚至包括一些针灸医生也这样认为，使得针灸面临阵地萎缩，针灸病种减少，束缚了针灸的有利发展。

针灸不但能够治疗急性病证，而且还具有作用广、疗效快的特点。在民间都会掐人中治疗休克、晕厥、中暑等急症的发作，具有简、便、廉、验的特点，所以在民间几乎人人可知，这一方法之优势是任何其他方法都不可比拟的，如此还怎么说针灸不能治疗急症呢？

针灸于高热时有很好的退热效果；抽搐、急惊风均有肯定的治疗作用；昏厥时针刺常常能收到立竿见影之效；中风急救效果满意；胃肠痉挛止痛就在顷刻之

间；胆绞痛用针刺也能及时解决；心绞痛用针灸也有硝酸甘油般快捷之效……可见，针灸对于急症的治疗仍有广泛作用和肯定的疗效，并不是大家所认为的只能治疗慢性病而不能治疗急性病的错误观念。先有正确的思想，才有合理的行动，所以针灸同道们应摒弃不正确的观念，多探索、多研究、多总结，使针灸更完善、更全面地为人类服务。

近几年，随着国家对中医的高度肯定，加大了中医的改革力度，有力地推动了中医良好有序的快速发展，中医的春天终于来了！相信在不久的将来，中医之针灸将会大放异彩！

用针之要，在于知调阴与阳。调阴与阳，

精气乃光，合形与气，使神内藏。

——《灵枢·根结》

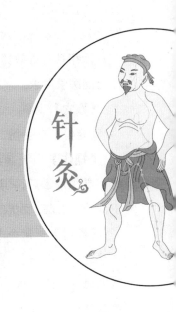

第二章　单穴妙用

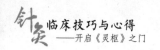
第一节 少商治疗咽喉肿痛

咽喉肿痛是咽喉部疾病常见的一个共同症状表现，见于西医学中的急性咽炎、急性扁桃体炎、急性咽喉炎等各种咽喉疾病。临床十分常见，以咽喉疼痛及发热为主要表现，西医主要以抗生素治疗为主，中药以清热解毒药为基本治疗。针灸治疗具有更效捷的疗效，并且无副作用，符合了简、便、廉、验，无毒无副作用的医学要求。

【取穴】少商。

【定位】在手指，拇指末节桡侧，指甲根角侧上方 0.1 寸。

【操作】用无菌注射针头点刺少商穴出血。首先用力反复按揉拇指使其充血，常规消毒后，用一手捏紧刺血部位，然后另一手用刺血针头迅速点刺 1～2 下，放血数滴。均取双侧穴，每日 1 次，一般 1～3 次即可痊愈。

【探讨】少商为手太阴肺经之井穴，为金之木，既具有金之清肃，又有木性之疏达。井穴乃有泻热解毒之效，肺通于咽喉，外邪之气由咽喉入于肺，因此针刺本穴有通瘀解热、解毒消肿的作用，这是本穴最基本的治疗作用，可以治疗毒热壅盛之咽喉肿痛，是古今医家所用之经验。如《针灸聚英》中载有甄权医案：唐刺史成君酌，忽腮颌肿大如升，喉中闭塞，水粒不下三日。甄权以三棱针刺少商，微出血，立愈。这是古医家为我们留下的典型医案，也有相当多的歌赋对此有所记载。如《十四经要穴主治歌》言："少商惟针双蛾痹，血出喉开功最奇。"《玉龙歌》中言："乳蛾之症少人医，必用金针疾始除，如若少商出血后，即时安稳免灾危。"以上皆言本穴治疗咽喉肿痛有殊效，是公认之效穴。

【注意事项】《铜人腧穴针灸图经》记载："少商……以三棱针刺之微出血，泄诸脏热，不宜灸。"说明本穴宜泻不宜补，宜刺血不宜灸，临床应当注意。

【病案】临床所用功效确实，有血出立效之功用，笔者在临床中用本穴治疗数例相关患者，无不效者。如所治一患儿，男性，9 岁，咽喉肿痛 2 天，伴发热，体温在 38℃～39.5℃之间，口服药物及注射治疗，体温反复发作，咽喉疼痛不解。检查：见面红耳赤，口唇干裂，咽部充血水肿，扁桃体二度肿大。舌质红，苔黄腻，脉数。诊断：咽喉肿痛（急性扁桃体炎）。治疗：按上法点刺双侧少商穴，第2日复诊时，诸症基本消失。

第二节　少泽治疗乳汁不足

乳汁不足是哺乳期常见的问题，是指在哺乳期乳汁不能满足新生儿的喂养或完全无乳。产后乳少多因身体虚弱，气血生化不足，或肝郁气滞，乳汁运行受阻所致。西医目前尚无有效的方法，中医治疗本病具有非常明显的优势性，尤其针灸方面更具特效，具有作用快，疗效高，并且不影响哺乳，故而是非常优势可行的方法。

【取穴】少泽。

【定位】在手小指末节尺侧，指甲根角侧上方0.1寸。

【操作】实证用刺血或毫针刺。刺血可隔日或每周2次，操作时先充分按揉小指，使其充血，常规消毒后，用一手捏紧针刺部位，然后另一手迅速针刺1~2下。毫针针刺时，针尖向腕关节方向刺入0.3~0.5寸，每日1次，一般5次为1个疗程。

虚证用艾灸法，每侧各15分钟，每日1次，或每日1侧，每次20~30分钟，交替用之。

【探讨】用少泽穴治疗乳汁不足已成为临床共识，具有确实的疗效。其实早在《针灸大成》中对此就有所记载："无乳，膻中、少泽。"少泽穴是手太阳小肠经之井穴，小肠是主液所生病，有分清泌浊的作用，用少泽可使水谷精微由脾转运至全身，补充气血不足，气血足则乳汁生。心与小肠相表里，心主血脉，乳血同源，针刺少泽能调心气、促排乳，如此则经脉得通，气血得养。乳少自愈。

【注意事项】本病治疗越早疗效越好，若超过1个月以上疗效明显降低，最适宜于40天之内的哺乳期妇女，临床应当注意，如虚证患者可加配足三里、脾俞，并加用灸法；若为瘀证，可加用膻中、内关，则明显提高疗效。在临证时一定区分虚实之证，虚证则灸之，实证则泻之，这是取得疗效的关键一步，不可不辨。

【病案】本穴治疗乳汁不足，方法简单，适应证广泛，痛苦小，疗效可靠，值得临床推广运用。如笔者临床所治一患者，年龄 28 岁，顺产，第一胎产后 3 周，乳量明显不足，仅能达到 1/3 喂养量，曾口服中药及偏方治疗，未见疗效。来诊后查见乳房胀满，脉沉弦，即在双侧的少泽点刺放血。第 3 日复诊时，自述乳量较前明显增多，共治疗 3 次，已满足喂养。

第三节　至阴治疗胎位不正

胎位不正是指孕妇在妊娠 28 周之后，胎儿在子宫体内的位置异常，正常胎位应为胎体纵轴与母体纵轴平行，胎头在骨盆入口处，并俯屈，颏部贴近胸壁，脊柱略前弯，四肢屈曲交叉于胸腹前，整个胎体呈椭圆形，称为枕前位，即头部朝下。凡非这一体位表现，均为胎位不正，又称为胎位异常，常见有斜位、横位、臀位、足位等异常胎位，是导致难产的主要因素之一。

【取穴】至阴。

【定位】在足趾，小趾末节外侧，趾甲根角侧后方 0.1 寸。

【操作】操作前嘱孕妇排空小便，松解腰带，坐于背靠椅上或半仰卧于床上，将艾条点燃后对准至阴穴进行温和灸，每次 15～20 分钟，每日 1～2 次，灸至胎位转正。

【探讨】至阴为足太阳膀胱经之井穴，五行属金，足太阳属水，金生水，故本穴乃为本经之母穴。"虚则补其母"，因而可补益本经之虚。又本经与肾经相表里，胞脉系于肾，因此，艾灸本穴就能暖宫理胞脉之气，改善胞脉气血运行，从而达到纠正胎位的目的。

【注意事项】灸至阴方法是目前纠正胎位最为有效的方法，有效率在 85% 以上，要比胸膝卧位法疗效高。但是一定要把握好治疗的时间，在妊娠后 7～8 个月为最佳治疗时期，在 7 个月前，胎儿尚小，羊水量多，胎儿很容易发生胎位变化，所以在 7 个月之前不予以处理；若在 8 个月后，胎儿已经较大，很难改变胎位的变化,所以掌握好治疗时间是治疗的前提。在治疗时也不可过度,否则转正后又发生变位,一般 3~5 次之后检查,转正后即可停止治疗。但是因子宫畸形、骨盆狭窄、盆腔肿瘤或胎儿身体因素等引起的胎位不正,不属于本法治疗的范围,应由产科处理。

第四节 大椎泻热

发热仅是一个常见临床症状,许多疾病均会引起发热。在这里所谈的发热是因外感或非感染性发热而致,对于其他原因所导致的发热不包括在内。西医治疗发热一般是用非甾体消炎镇痛药和糖皮质激素药物,均有较大的副作用,并且易反复,针刺治疗退热作用速、不易反复,并且无不良反应,是有效可行之法。

【取穴】大椎。

【定位】在脊柱区,第 7 颈椎棘突下凹陷中,后正中线上。

【操作】点刺放血。常规消毒后,将大椎穴肌肉捏起,用一次性无菌注射针头点刺 3~5 下,然后再在大椎穴上加拔火罐,使之充分出血,一般要求出血量在 5~10ml 左右为宜,小儿减量。每日 1 次或隔日 1 次。

【探讨】大椎为诸阳经与督脉之交会,故有"诸阳之会"之称。能够宣散一身阳热之气,阳气得以振奋,则寒易散、热易清。在大椎刺血,可加强泻热功效。《玉龙歌》言:"大椎能泻胸中之热及诸热气。"点刺放血拔罐法,能起到快速泄热的作用。西医学研究发现,针刺大椎穴能使体温调节中枢的应激性增强,体温调定点下移,从而起到降温的目的。

【注意事项】针刺本穴退热有很好的效果,可以作为高热的有效处理措施。但是在治疗前应明确诊断,查明原因,针对病因进行治疗。

【病案】如所治一患者,男性,17 岁,因外感致发热 2 天,体温 38℃左右,口服退热药物及感冒药,症状未改善,故来诊。检查:体温 38.3℃,鼻塞声重,时流清涕,轻微咳嗽,稍感头痛。舌苔薄白,脉浮紧。即按上法处理,每日 1 次,经治疗 2 次而愈。

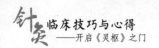
第五节　隐白治疗崩漏

崩漏是妇科常见病症，包括崩症（发病迅速，出血量多）与漏症（淋漓不断），因为两者常相互转化，因此临床常一并论述。相当于西医学功能性子宫出血（简称功血）。根据排卵与否，通常将功血分为无排卵型及排卵型两大类，临床以前者为多见，占80%～90%，多发生于青春期及更年期女性。

【取穴】隐白。

【定位】在足趾，大趾末节内侧，趾甲根角侧后方0.1寸。

【操作】急性患者用灸法，可采用艾炷灸或雀啄灸，艾炷灸一般3～7壮，雀啄灸一般15～20分钟。每日1次，灸至痊愈为止，一般3～5次即愈。

慢性患者用针刺法，每日1次，每次30～45分钟。

【探讨】早在《针灸大成》中言："隐白穴，能治妇人月事过时不止。"临床所用效果极佳，成为治疗本病之效法。隐白穴是脾经之井穴，脾主统血，为气血生化之源，当脾虚不能摄血，则血液不循常道，故表现为崩漏。本穴是脾经之起穴，具有扶脾摄血、调和气血、收敛止血的作用。艾灸本穴，能温通经气，使脾的统血职能得以恢复，从而达到固崩止漏的目的。

【病案】如笔者所治一患者，41岁，出现崩漏之症16天，曾于医院B超检查，未见异常，给予相关药物治疗，未见疗效。症见体虚乏力，心悸气短，面色萎黄，月经色淡质稀，舌质淡，苔薄白，脉沉细。诊断为崩漏（功能性子宫出血），即按上法处理，经4次治疗，症状消失。

第六节　条口透承山治疗五十肩

五十肩相当于西医学的肩关节周围炎（简称肩周炎），但肩周炎包括的疾病范围更广泛，五十肩仅是其中的一种，因本病多发于 50 岁左右的人，故称为五十肩。这一种肩周炎有别于其他情况，其他类型的肩周炎多为实证，本型为虚证，是因肝肾亏虚、阳明脉虚所致。这一类型的肩周炎在临床上十分常见，一般治疗往往乏效，故使患者缠绵难愈，长期忍受疾病之痛苦。能正确辨明本病之病因，则能既简单又快速的治愈。

【取穴】条口。

【定位】在小腿外侧，犊鼻下 8 寸，犊鼻与解溪连线上。

【操作】针刺健侧条口透承山。根据患者的胖瘦程度决定针刺深度，一般要针刺到 3～4 寸深，透向承山穴。当得气后施以较强的手法，捻转或提插，操作频率要快。同时嘱患者向不同方向活动患侧肩关节，一般留针 30 分钟，每日 1 次或隔日 1 次。

【探讨】条口透承山穴治疗五十肩是针灸先辈的临床经验心得，目前已在临床广泛运用，具有非常确实的疗效。但若要达到有效的治疗作用，必须注意以下几个方面。

首先应明确适应证，本穴仅对虚证（也就是所说的五十肩）所致的肩周炎疗效佳，如对外伤等实证而致的肩周炎疗效不佳。一般采用巨刺法疗效佳，巨刺法属于《内经》中"九刺"的一种，《灵枢·官针》言："巨刺者，左取右，右取左。"《素问·调经论》言："病在于左，而右脉病者，巨刺之。"针刺本穴必须要到达一定深度，一般不低于 3 寸深，针刺深度浅疗效不佳。并采用运动针法，当针刺得气后，必须让患者配合患部的活动，方能达到更高的疗效。若能掌握好以上几点，采用本穴治疗五十肩有即针即效作用，轻者能一次痊愈。

【注意事项】本病在中医辨证中多重视外邪之因，而忽视了疾病之内因，尤其是五十肩患者，根本病因是正气虚弱，才使得外邪乘虚而入，发为本病，因此要重视调气补虚。条口乃足阳明胃经之穴，足阳明多气多血，足阳明又主血所生病，所以用本穴能鼓舞阳明之气血，濡养筋骨，通利关节，而使气血充，痛而自止。

【病案】如笔者所治一患者，女性，54 岁，右肩疼痛伴活动不利半月余，曾与他处行按摩及贴敷膏药等治疗，症状未缓解。检查：右肩关节上举及外展受限，肩周部压痛阳性。舌淡，苔薄白，脉沉细。诊断为肩周炎。治疗采用上述方

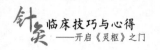
法，10 分钟后自感疼痛缓解，抬举及外展均改善，隔日 1 次，经治疗 3 次而愈。

第七节　十七椎治疗痛经

痛经是指妇女在行经前后，或行经期间，小腹及腰骶部疼痛，甚至难以忍受，以致影响工作和生活，并随着月经周期发作，这样的情况称为痛经。西医中将其分为原发性痛经和继发性痛经两类，在这里所谈及的主要是原发性痛经的治疗。西医对本病的治疗主要以暂时解决疼痛为主，不能从根本上调整，中医对此有绝对的优势性，既可以治标又可以治本。特别是针灸作用更效，具有见效快，疗效高，无副作用的优势。

【取穴】十七椎。

【定位】在腰区，第 5 腰椎棘突下凹陷中。

【操作】采用毫针刺或温针灸的方法。首先常规消毒，一般针刺 2～3 寸深，要求深刺，作用效果更佳。以平补平泻法为常用，让针感向会阴部放射，若辨为寒证则加用灸法。每日治疗 1 次，一般在月经来潮前 3～5 天开始治疗效果最佳，多数患者经 2～3 个月经周期治疗而痊愈。

【探讨】中医学认为本病的发生主要是因胞宫气血运行不畅而致。常因经期感受寒邪客于胞宫，导致经血寒湿所凝，运行不畅而作痛；或肝郁气滞，血行受阻，冲任运行不畅，经血滞于胞宫，不通则痛；或先天不足，肝肾亏虚，行经后血海空虚，胞脉失养而痛。本穴在第 5 腰椎棘突下，虽是经外奇穴，但完全在督脉上，督脉为阳脉之海，督脉又起于胞中，所以针刺本穴对痛经有极佳的疗效，特别是寒凝血脉而致的痛经最为有效。

【注意事项】本穴主要用于原发性痛经，对于继发性痛经可以改善症状，要想达到治本之效，必须治疗原发病。在治疗时必须在月经周期前 3～5 天左右开始治疗，疗效更好。

【病案】如笔者所治一患者，23 岁，有痛经史 4 年余，曾多次治疗一直未愈。每次月经前 2～3 天即出现小腹冷痛，腰冷腰痛，疼痛剧烈，严重时出现恶心、呕吐，四肢发凉，每次必须用止痛药方能度过，月经紫黑有块，经行不畅。本次来经后经人介绍来诊，腹痛剧烈，症状如上，检查见舌苔白腻，脉沉迟。故针刺本穴并加用艾灸，治疗 10 余分钟后疼痛缓解，留针 30 分钟，起针后仅感隐隐疼痛，经治疗 3 个月经周期而痊愈。

第八节　印堂治疗颈、胸、腰椎病

颈椎、胸椎、腰椎病是临床高发病，尤其是颈椎与腰椎病更是常见，包括颈椎及腰椎增生、突出、椎管狭窄还有劳损性疾病，一般治疗非常棘手，难以奏效，针灸治疗这类疾病具有简单速效之功。

【取穴】印堂。

【定位】在头部，两眉毛内侧端中间的凹陷中。

【操作】常规消毒，一手捏紧针刺部位，另一手持针向下斜刺 1 寸左右，每次治疗 30～40 分钟，每日 1 次，施以捻转手法，当得气后嘱患者活动患处。10 次为 1 个疗程。

【探讨】督脉行于人体腰背正中，由下而上，贯脊属肾，故脊椎为督脉所循行，若督脉不和，经气受损，气滞血瘀，不通则痛。针刺本穴可以起到活督脉之气血，疏督脉之经络，从而使经气宣通，以达"通则不痛"的目的。本穴针刺痛苦小，安全性大，疗效非常满意，常作为脊椎疾病的治疗效穴。本穴在《经络腧穴学》中并未有相关治疗功效，但临床所用疗效确实，所用就是根据"经脉所行，主治所及"的相关理论而用。

【病案】如笔者所治一患者，男性，32 岁，胸 5～胸 7 部位疼痛半年余，CT 检查未见明显异常，曾用多种方法治疗，未效。来诊后按压这一部位处有明显疼痛，即于本穴处针刺，针刺得气后嘱患者活动患处，3 分钟即感疼痛缓解，共治疗 2 次而愈。

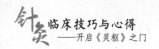
第九节　后溪治疗面肌痉挛

面肌痉挛属于中医学之"风证，筋肉眴动"之范畴，中医病名称之为"面风"，是临床较常见的头面部疾病。西医治疗多较棘手，目前尚无特效的方法，常用药物以镇静安神药为主，一是副作用大，二是疗效欠佳，故使得患者久病不愈。本病从西医角度分析，分为原发性与继发性两种类型。原发性面肌痉挛，在静止状态下也可以发生，痉挛数分钟后缓解，不受控制；面瘫后遗症产生的面肌痉挛，只在做眨眼、抬眉动作产生。

本病主要表现为面部肌肉呈阵发性、不规则、不自主的抽搐。轻者可局限于某一个部位，主要以口角、眼睑为常见，重者可波及整个面部。一般多发生于一侧，两侧同时发病者甚少见。中医治疗主要以息风、止痉、通络为主。

【取穴】后溪。

【定位】在手内侧，第 5 掌指关节尺侧近端赤白肉际凹陷中。

【操作】取患侧穴位。针刺时嘱患者微握拳，针刺方向宜透向劳宫为佳，针刺深度一般要达 2 寸深。每 10 分钟行针 1 次，刺激强度不宜过大，施以捻转手法，不宜提插，留针时间宜长，以 40～60 分钟为宜，隔日 1 次。

【探讨】后溪穴是手太阳小肠经之输穴，手太阳小肠经在面部广泛分布："其支者，上颊，至目锐眦，却入耳中。其支者，别颊上䪼，抵鼻，至目内眦，斜络于颧。"由此可见小肠经脉与面部联系密切，根据"经脉所行，主治所及"的理论，故用本穴可治疗面部疾病，这是选用本穴的原理之一。

后溪穴是八脉交会穴之一，通于督脉，督脉最重要的功能是镇静安神之效。本病治疗的核心就是以止痉为主，取用本穴则能达镇静安神的作用，这是选用本穴的原理之二。

针刺时要透刺到劳宫穴，劳宫乃为心包经之穴，心包代心行事，故也有安神镇静的作用，透刺本穴以强化镇静之效，这是作用原理之三。

基于以上三个方面的原理，用之本穴疗效甚为满意。临床取用确有很好的实效作用。有"简、便、廉、验"的特性，故值得临床推广。

【注意事项】本穴操作不宜过猛，力度一定以患者耐受为度。取穴时让患者平心静气，闭目养神，以提高疗效。本病在传统针灸治疗时，主要以局部取穴为主，但这种方法取穴多，且疗效缓慢，往往会加重患者的痉挛，并给患者带来针刺之痛苦，所以应当改变这种不当的传统针刺方法。若能真正明确穴位之内涵，活学活用，就会有妙极之法，一穴一法就能有效解决顽症痼疾。

第十节　手三里治疗痔疮

民间有"十人九痔"之说，这说明痔疾发病率甚高，确实如此，本病发病普遍，给人们的生活带来了极大的痛苦与不便。西医治疗本病主要以手术为主，但手术创伤性大，痛苦也大，同时复发率也高，因此西医治疗本病无优势可言。针灸对本病则有较好的作用，临床有许多优势方法，具有痛苦小、无副作用、疗效高之优势。

针灸临床中治疗痔疮的有效穴位较多，如在临床常用的承山、长强、秩边、八髎、牙龈异交点、二白等穴，疗效也非常确实，成为临床常用的穴位。在这里笔者所介绍的穴位作用功效更优于以上这些常用穴。

【取穴】手三里。

【定位】在前臂，肘横纹下2寸，阳溪与曲池连线上。

【操作】双侧同取。直刺法，针刺深度1～1.5寸深，每10分钟行针1次，施以较强的手法，以捻转提插并用的方法，使患者耐受为度。留针30～40分钟，急性病每日1次，慢性病隔日1次。

【探讨】本穴在经络腧穴中并没有相关治疗功效的介绍，但本穴治疗痔疾有确实的临床价值。其治疗作用原理与以下因素有关：手三里是手阳明大肠经之穴，手阳明多气多血，乃气血充盛之经脉，能调节经脉瘀滞，故改善肛周气血；针刺本穴疏通了手阳明大肠经经气，使得大肠腑气畅通，病邪有出，则疼痛消失。

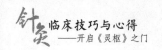
【注意事项】本穴对急慢性痔疮皆有效，但当痔疾急性发作，疼痛剧烈时可加配阳溪、承山，作用更快，出血时再加配孔最治疗，可明显提高临床疗效。慢性患者坚持十几次即可使痔核消失。

第十一节　涌泉贴敷治疗咳血、衄血

咳血、衄血归属于中医之上焦火盛，西医治疗这类疾病多以止血为主，所以仅有治标之效，无治本之功。用中医方法操作简单，无副作用，既能治标又能治本。

【取穴】涌泉。

【定位】在足底，屈足卷趾时足心最凹陷中。

【操作】用大蒜贴敷。用大蒜（最好是紫皮独头蒜）10g（也可以加用某些药物，如肉桂、冰片适量），去皮洗净，捣烂如泥，每次3～5g，贴于涌泉穴，纱布覆盖，用胶布或绷带固定，一般贴1～3小时，以皮肤发痒、起泡为度。

【探讨】用本穴贴敷治疗咳血、衄血有药物和穴位的双重治疗作用。涌泉穴归属于足少阴肾经之井穴，足少阴肾经之脉"从肾上贯肝膈，入肺中"，经脉相互联系；足少阴肾经病候中言"咳唾则有血"，故肾经之穴可治疗咳血；病在上焦，其穴在人体最下，有病在上而治下之用，引火下行，大蒜辛热，更加强了引导之作用，故对咳血、衄血上焦出血有殊效。

【注意事项】贴敷时以患者自身感觉为主，贴敷部位灼热或潮红时即可去掉，若起泡后用无菌针头刺破，注意消毒，预防感染。

【病案】如所治一患者，女性，18岁，自幼就易鼻出血，也未曾特殊治疗，近段时间因学习任务重，熬夜及体力透支，鼻子出血频繁，故来诊，经查血常规及检查鼻腔，未见异常，即用上述方法处理，隔日1次，共治疗3次，3个月后随访，未再发病。

第十二节　角孙治疗腮腺炎

腮腺炎是由腮腺炎病毒引起的一种传染性疾病，被称为流行性腮腺炎，中医学称为痄腮。临床以发热，一侧或双侧耳下腮腺非化脓性肿胀、疼痛为主要特征。流行性季节多在冬春两季，潜伏期为 2～3 周。中医认为本病的发生是因外感风温，内积热邪所致。

【取穴】角孙。

【定位】在头部，耳尖正对发际处。

【操作】火灸角孙穴。先于患侧角孙穴常规消毒，用灯心草蘸植物油，点燃后对准角孙穴，快速猛一接触，即可听到"叭"的一声，即完成。灸后该处皮肤略显黄色，或起小泡，第 2 日不愈，再同法治疗一次，或隔日再治疗。一般 2 次即可治愈。

【探讨】由于近代开展了疫苗的普及，本病已明显减少，西医治疗本病主要是对症治疗，但效果并不理想。用本法操作既简单，疗效又快，值得推广运用。在治疗时应注意安全，防止烧伤，操作速度宜快，治疗时应把局部毛发剪掉。

【病案】所治一患者，男性，12 岁，发热伴左侧耳垂下肿胀疼痛 2 天，体温38.5℃，经服感冒药效不佳来诊。检查：见耳垂前后肿胀发亮，张口疼痛，并有压痛，诊断为本病，按上法处理，第 2 日复诊，症状明显缓解，经治疗 2 次而愈。

第十三节　下关治疗足跟痛

足跟痛是临床常见病，见于西医学中的跟骨骨刺及跟腱炎，药物治疗很难发挥疗效，西医常以局部封闭治疗，中药多用烫洗法，但作用多较缓慢，针灸治疗本病既简单又迅速，是非常理想的方法。

【取穴】下关。

【定位】在面部，颧弓下缘中央与下颌切迹之间的凹陷中。

【操作】毫针针刺。取患侧下关穴，首先常规消毒，针尖向下颌角方向斜刺，针刺深度 1～1.5 寸，施以捻转手法，得气后嘱患者逐渐用力活动患侧的足跟，每 10 分钟行针 1 次，留针 30 分钟，每日 1 次。

【探讨】本病传统针灸多以局部和足跟周围的穴位为常用，这样多取穴多，疗效也缓慢。目前公认的足跟痛效穴为大陵穴之反应点，是目前远端取穴最常用的穴位，下关穴治疗足跟痛的疗效更优于大陵穴反应点，有效率更高，见效更快，一般 3 次左右基本缓解。

【注意事项】在治疗时一定配合疼痛点运动刺激，对提高疗效有重要作用。

【病案】如笔者所治一患者，女性，49 岁，反复足跟痛 2 年余，本次加重 3 个月。患者于 3 年前无明显诱因出现足跟疼痛，并逐渐加重，到某医院检查，通过 X 线检查诊断为跟骨骨刺，采取各种方法治疗，时轻时重，一直未愈，本次因忙于农活，症状加重，故来诊。来诊后即按上法治疗，一次治疗后即缓解，共治疗 4 次，症状基本消失。

第十四节　丰隆治疗高脂血症

高脂血症是目前的常见疾病，与高血压、高血糖、高尿酸、高肥胖合称为现代五高症，它是导致动脉粥样硬化性心脑血管疾病的重要原因。西药降脂的副作用明显，并且需要较长时间治疗，复发性也较强。针刺治疗效速而不易反弹，故是本病的优势治疗方法。

【取穴】丰隆。

【定位】在小腿外侧，外踝尖上 8 寸，胫骨前肌的外缘。

【操作】刺血与毫针针刺相结合。先于双侧丰隆穴周围找瘀络，常规消毒，将瘀络点刺放血，血变色止。根据出血量决定针刺时间，一般 1 周 1 次，一般需要 3～5 次。结合毫针刺，每日 1 次，1 周为 1 个疗程，一般需要 2～3 个疗程。

【探讨】中医认为本病为痰浊。因气滞血瘀、痰阻脉络而致经络气血运行失常。这是由于脾的运化失常，而造成机体精微物质不能正常化生、转化和排泄，造成血中垃圾物（脂质）过多，而成为本病。

中医认为痰的形成与肺、脾、肾关系密切，尤其是脾最为关键，因此中医有"脾为生痰之源"之说。丰隆穴归属于足阳明胃经之络穴，络于脾，因此本穴有健脾和胃、化痰利湿之效，是祛痰的要穴。在《针灸甲乙经》中，本穴有"痰会"之称，在现代临床中更有祛痰第一穴之说。所以本穴治疗高脂血症有确实的疗效，结合运动及饮食则能较快的治愈。

【病案】如所治一患者，男性，43 岁，高脂血症反复发作 3 年余，本次查血脂：总胆固醇 10.6mmol/L，三酰甘油 7.5mmol/L。伴头部昏昏沉沉，四肢沉重，嗜睡等异常表现。来诊后即按上法处理，刺血 3 次，毫针刺 15 次，患者自我感觉症状消失，查血脂指标恢复正常。

第十五节　攒竹治疗呃逆

呃逆一症甚为常见，乃中医病名，相当于西医学之膈肌痉挛，俗称为打嗝。本病可随时发生，症状轻重差别很大，轻症患者经过一会儿就会自然消失，但很多患者频繁不断，频频而发。在西医中尚无有效的方法，但针灸对本病多有妙招奇法，对轻症患者多一穴一法即可有效解决。

【取穴】攒竹。

【定位】在面部，眉头凹陷中，额切迹处。

【操作】按揉攒竹穴。首先嘱患者用力吸气，尽量憋气。后用双手拇指逐渐用力按揉本穴，当患者不能憋气后立用力下咽。然后观察疗效，症状消失即可停止治疗，症状若还不能消失，再继续治疗，一般有即止之效。

【探讨】针灸治疗呃逆，除了本穴外，还有许多特效穴，如内关、膻中、膈俞、翳风、中魁等穴位，临床可据病证配用。有些呃逆非常顽固，特别是某些疾

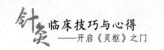

病之后期，常是重症危候，应当注意。

【病案】如所治一患者，男性，14 岁，呃逆后 3 小时来诊，按上法治疗，症状即可消失，小患者对此非常佩服，即有立志学习中医之理想。

第十六节　悬钟治疗晕车

晕车、晕船、晕机乃是非常常见的现象，患者表现的程度相差较大，有的仅感轻微的头晕，有的症状极为严重，表现为天旋地转，剧烈呕吐，甚为痛苦，给这些人的出行带来了极大的不便。晕车与个人体质及心理因素有关，一般传统治疗仅能缓解当时的晕车症状，很难彻底解决，针灸对改善病情、缓解其发生有良好的疗效。

【取穴】悬钟。

【定位】在小腿外侧，外踝尖上 3 寸，腓骨前缘。

【操作】毫针针刺。常规消毒，针刺 0.5～1 寸深，每日或隔日 1 次，每次 30 分钟，10 次为 1 个疗程。一般 1～2 个疗程即可改善或明显缓解。

【探讨】中医认为本病的发生是髓海不足，清窍失养导致。针刺本穴能健脑益髓，养髓补血，所以经过一段时间的治疗能使人精神倍增，增强体质，故而有效改善晕车之现象。

对于晕车当时症状的改善则用内关穴与风府穴有更好的功效，有即可缓解晕车的作用。对于有效改善长期晕车的现象，目前在西医中尚无有效方法解决，这一疗法的运用对本病的治疗将是一个启发。

第十七节　养老治疗消渴

消渴属于西医学中的糖尿病，现已成为临床高发病，目前尚无有效的方法进行治疗，因此有"不死癌症"之称。西医学认为本病的发生是由于胰岛素不足或胰岛素的细胞代谢作用缺陷所引起的葡萄糖、蛋白质及脂质代谢紊乱的一种综合征。其特征表现为血循环中葡萄糖浓度异常升高及尿糖增高。典型的症状表现为"三多一少"，即：多饮（上消）、多食（中消）、多尿（下消）及体重减轻。

【取穴】养老。

【定位】在前臂后区，腕背横纹上1寸，尺骨头桡侧凹陷中。

【操作】毫针针刺。穴位常规消毒，针刺0.5～0.8寸深，施以捻转手法，每次行针3分钟左右，每15分钟行针1次，留针60～90分钟，或更长。每日1次，也可隔日1次。15天为1个疗程，休息3～5日再行下个疗程，轻中度患者可治疗6～10个疗程。

【探讨】目前西医对糖尿病的治疗尚无有效方法，只能以降糖为主，需要天天用药维持，最终难以达到治本的功效。中医对此将是最有前途的治疗方法，目前针灸对本病有非常好的治疗作用，现已研究出了相当多的特效穴，如胰俞、手三里、合谷、阳池、降糖点等特效穴，对其治疗有很好的作用。本穴治疗糖尿病有确实疗效，但是需要长程治疗，对早期尚未用胰岛素的患者疗效更佳，经治一段时间可使血糖完全恢复正常。

【注意事项】采用本法治疗必须让患者有信心，坚持治疗，并且配合运动及控制饮食，方能获得显著疗效。

【病案】如所治一患者，男性，51岁，已有血糖病史3年，曾间断性服用药物，以二甲双胍为主，但血糖反复，一般空腹血糖平均在7～9mmol/L。来诊后即用上述方法治疗，经治疗50次后，异常感觉症状消失，检查血糖均在6.0mmol/L以下，至今4年余，仍然正常。

五脏有疾，当取之十二原。十二原者，五脏之所以禀三百六十五节气味也。五脏有疾也，应出十二原，十二原各有所出，明知其原，睹其应，而知五脏之害矣。

——《灵枢·九针十二原》

第三章　特效组穴
临床运用

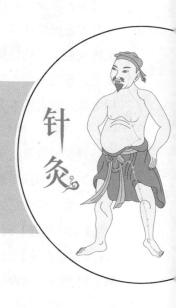

第一节 列缺、照海、廉泉治疗慢性咽喉疾病

咽喉疾病是咽喉部位多种疾病之概称，其包括咽喉部的许多疾病，如咽炎、气管炎、喉炎、扁桃体炎、声音嘶哑等病，均是临床常见的疾病。但在这里所言及的均是慢性疾病，不包括急性发作期，因急性发作期另有治疗方案。西医对这类疾病的治疗均以抗生素为主，但治疗效果不佳，难以治愈，致使这类患者迁延难愈，反复发作，导致长期带病生活。针灸治疗这类疾病有确实的作用，既有治标之效，更有治本之功，能使这类疾病较快治愈。笔者根据这类疾病的基本症状（咽干、咽痒、咽痛、干咳、咽喉部不适或有异物感等相似的症状）及长期临床实践经验对这类疾病总结了一个基础针灸处方，适用于咽喉部所有慢性疾病。经过长期的临床运用观察，本基础方作用广泛，疗效确实，取穴少，具有标本兼治之功，故将其介绍如下。

【组合处方】列缺+照海+廉泉。

【操作方法】列缺常规取穴，向上斜刺 0.3～0.5 寸；照海直刺 0.5～0.8 寸；廉泉针刺时应向舌根斜刺 0.5～0.8 寸。一般每 10 分钟行针 1 次，捻转得气后留针 30 分钟。每日 1 次，或隔日 1 次，7～10 次为 1 个疗程。

【探讨】列缺归于手太阴肺经，是肺之络穴，又为八脉交会穴之一，通于任脉，有宣肺利气，利咽通络的作用，所以是临床重要穴位之一。照海归属于足少阴肾经之穴，具有滋肾阴的作用，为滋肾阴的第一穴。列缺通于任脉，照海通于阴跷。二者借任脉与阴跷使肺、肾之间沟通会合，并使阴跷脉、任脉、肺脉、肾脉四者在肺系（肺与喉咙相连系的部位）处相会合。二穴伍用，善调喉、胸、肺之功能，所以在临床有"列缺任脉行肺系，阴跷照海膈喉咙"之妙用。廉泉为任脉之穴，并是任脉与阴维脉之交会穴。廉泉又名舌本，是口中津液所出，犹如清泉而名，有生津液、利咽喉、止口渴的作用。

【临床运用】三穴合用有较好的协调作用，可广泛用于咽喉诸疾，对慢性咽炎、慢性扁桃炎、慢性喉炎、声音嘶哑、梅核气、慢性支气管炎等皆有较好的

治疗功效，并可用于阴虚而致的咳嗽、气喘、咽喉干燥、咽喉疼痛等阴虚肺燥诸疾。

【病案】患者，女性，52 岁，慢性干咳 4 年余，时感咽喉部发干，并有咽喉部痒感，经放射性检查，诊断为慢性支气管炎，中西药治疗 3 年，病情不但未缓解，反而逐渐加重，患者甚为苦恼，故来诊。患者自感咽干口燥，干咳无痰，舌红少津，脉细数，诊断为肺阴虚之症（慢性支气管炎）。即按上方处理，1 周后症状缓解，经治疗 20 次，诸症消失，随访 1 年未见复发。

第二节　支沟、照海、天枢治疗便秘

便秘一症临床甚为常见，往往不被患者注意，但却是许多疾病之诱发因素。长期便秘首先会导致各种肛门疾病的发生，如肛裂、脱肛、痔疾等，也会让人出现面色不华，甚至各种色斑的发生，并且也是腹型肥胖的常见原因，更是老年人心脑血管疾病常见之诱因。可见便秘并不是简单的小事，应引起患者的注意，必须有效解决，运用本穴组方是改善便秘的有效方法。

【组合处方】支沟+照海+天枢。

【操作方法】支沟直刺 0.5～1 寸，照海直刺 0.3～0.5 寸，天枢直刺 1.0～1.5 寸。每次留针 30～40 分钟，每 5～10 分钟行针 1 次，根据病情之虚实以捻转提插强弱不同的刺激，每日 1 次。

【探讨】支沟为三焦经之经穴，三焦通利人体之水道，总司全身的气机和气化，能化气输津，为气机运行之通道。《难经·六十六难》言："三焦者，原气之别使也，主通行三气，经历于五脏六腑。"所以支沟能调理诸气，凡有关气机不调所致之证，本穴皆能调整，故在《针灸神书》中有"大便闭涩不能通，气上支沟阳有功"之说。针刺支沟穴能振奋三焦之气，使经气宣上导下，气机顺则腑气通，便秘之疾故愈。照海归属于肾经，乃为阴跷脉之郄穴，是滋肾阴之效穴，在临床有滋肾阴"第一穴"之称，故有滋阴降火、利咽消肿、泻火通便的作用，尤其是和支沟穴合用乃为绝妙之搭配，是古医家之实用经验，如《玉龙赋》

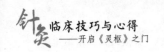

言："照海、支沟，通大便之秘。"《玉龙歌》又载："大便闭结不能通，照海分明在足中，更把支沟来泻动，方知妙穴有神功。"这是古医家长期临床运用之经验所得，二穴同用，使三焦得通，津液得下，共奏增水行舟之效。天枢归属于胃经，又为大肠腹募穴。针灸治疗的基本原则中有六腑病取其腹募穴之用。本穴具有双向调节的作用，能够调节肠道所有失衡，既可以解决便秘，又可以调整腹泻，具有直接疏调肠道的作用，是治疗肠道疾病之首选穴。

【临床运用】三穴运用对便秘的治疗有着极佳的功效，无论虚实、疾病时间长短、年长老幼皆可适宜，可用于各种原因所致的便秘，既可作为一个基础方，也可作为一个成方用于便秘的治疗。

【病案】患者，女性，49 岁，便秘 6 年。曾用多种方法治疗，仅有即时之效，而无法根本解决，病情时好时坏。症见腹部稍胀，大便 3～5 日一行，舌质淡红，苔薄黄腻，脉沉实，诊断为便秘（气滞肠燥津枯）。治疗取天枢、支沟、照海，每日 1 次，共治疗 10 次，诸症消失，随访 1 年依然正常。

第三节　曲泽、委中治疗上吐下泻

本组作为合穴的运用，笔者自幼即见证其确实疗效，是对笔者学习针灸有着非常深远影响的病案。在我还处于孩童时代，我的父亲便经常发作一种民间所言的"疮气"之疾，相当于中医所说的霍乱，表现为突发剧烈的上吐下泻，病情急剧，给家父造成了极大的痛苦，也给家人带来了极大的恐惧。每次发作，都是民间一个江湖郎中用三棱针在肘弯和腿弯处刺血（笔者学习针灸后方知是曲泽穴和委中穴），血出而病情立缓，当时甚感神奇，一直记忆犹新，念念不忘，所以当笔者从事针灸工作后，每遇相关之疾，皆会用相同的方法解决，依然能立起沉疴。

【组合处方】曲泽+委中。

【操作方法】在二穴处周围寻找怒张的静脉，常规消毒后，用无菌注射针头迅速点刺出血，至血变色止（由黑血变为鲜红血）。出血不畅者加用拔罐，委中刺血患者最好取站立位，但要防止晕血晕针的发生。一般 1 次即会立愈。

【探讨】曲泽、委中二穴均为合穴，《难经》言："合主逆气而泄。"本症表现为上吐下泻，上吐则为胃气之上逆，是合穴所治，下泻也为合穴所治，所以符合合穴的基本治疗。二穴均处于上下肢弯部，弯部则为人身瘀滞所易停留之处，故点刺出血，以除瘀滞。曲泽为心包经合穴，有清心火、除血热的作用。委中是膀胱经合穴，有血郄之称，具有活血解郁、清热解毒的作用。二穴配伍，一阴一阳，一表一里，相互促进，相互为用，调和阴阳，行气活血，清热解毒，共奏止吐、止泻的作用。

【临床运用】二穴合用主要用于霍乱（上吐下泻）、中风闭证、中暑、疔疮痈疽等病的治疗。本组穴既可直接治疗，也可作为基本处方配用相关的穴位同用，疗效确实，作用迅速，其疗效药物无可比拟。

【病案】患者，男性，53 岁，突发上吐下泻 2 小时来诊。患者于 2 小时前无明显诱因出现上吐下泻，发作频繁剧烈，经门诊输液治疗，病情未缓解，故来诊。症见腹部无明显压痛，体温正常，舌质红，苔黄腻，脉弦数。诊断为霍乱（急性肠胃炎）。立刻于上述二穴点刺放血，皆为黑血，刺血 5 分钟后，患者自述腹内如一块石头落地，感觉腹部舒服多了。观察 30 分钟，症状稳定，未再发作，即离去。

第四节　神门、三阴交、百会治疗失眠

失眠是指不能入睡，易醒，多梦等，中医称之为不寐，是临床的常见疾病。尤其是当今社会快节奏的步伐，更易导致本病的发生，乃是影响全人类身心健康的重要疾病，尤其我国发病率更高。西医对本病尚无有效方法，只能用安眠药起到暂时对症解决的作用，长期用药会对药物产生依赖性，所以成为困扰临床的一类常见疾病。

中医对本病的治疗有着丰富的经验，尤其是针灸方面更具特效，正确治疗，不但有立竿见影之效，甚至能彻底治愈，所以推广针灸治疗失眠是一个有效途径。

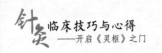
【组合处方】神门+三阴交+百会。

【操作方法】神门直刺不宜过深，一般要求在 0.5 寸左右即可，针刺过深则会扰乱神明，致心神不安；三阴交直刺 0.8～1.5 寸深；百会向前平刺 0.5～1 寸。每日 1 次，每次 30～40 分钟，每 10 分钟行针 1 次，7～10 次为 1 个疗程。针刺及行针时手法均不宜过重，重刺宜扰乱神明，反而会加重疾病。

【探讨】中医学认为失眠的病位在心，神门为心经之原穴，心主神明，原穴乃气血之充盛点，本穴重在安神，针刺本穴，施以轻补法，则有补心气、宁心神、养心血之功。三阴交为脾、肝、肾三经之交会穴，针刺本穴能健脾益肾，疏肝解郁。神门以调气为主，三阴交以养阴为要，二穴伍用有调气血、和阴阳、益心脾、安心神的功效，具有相互协调，相互为用，相得益彰的作用。百会位于巅顶，内为元神之府（脑之所居也），《道藏》云："天脑者，一身之宗，百神之会也。"故有通神调络，安神定志的作用。三穴同用，使人之心神安居，则失眠而愈。

【临床运用】本组合穴治疗失眠可靠，疗效确实，临床可以用本穴组直接治疗，也可作为基础方配用相关穴位。失眠病机为脏腑阴阳失调，气血失和，以致心神失养或心神不安，阳不入阴，阴不涵阳，神不守舍；或阴阳跷脉功能失调，阴不制阳，而致失眠（此时最常用申脉与照海疗效好）。

【病案】患者，女性，47 岁，失眠 5 年余，病情时轻时重，一般每夜睡 2～3 小时左右，伴有多梦、心悸、记忆力减退，严重时完全不能入睡，曾服用中药及安定类药物，疗效欠佳。现经患者介绍来诊，症见面色不华，精神欠佳，舌质淡，苔薄白，有齿痕，脉沉细。西医诊断为神经衰弱，中医诊断为不寐（心脾两虚）。即按上方处理，每日 1 次，每次留针 40 分钟，治疗 3 次后症状明显改善，由 3 小时变为 5 小时，继针 12 次，病情稳定，一般维持 7～8 个小时左右，至今病情稳定。

第五节　后溪、列缺治疗颈项痛

颈项痛是目前临床常见疾病，主要表现为颈项部疼痛，相当于西医的颈椎病、颈肌劳损等疾病。西医目前对这类疾病尚无有效之法，针刺治疗有绝对的优势，有取穴少，无副作用，见效快，疗效高，不易复发等优势，尤其是本穴组的配合运用，更具以上优势特点。

【组合处方】后溪+列缺。

【操作方法】列缺向肘部斜刺 0.3～0.5 寸，后溪直刺 0.5～1 寸，一般患者两穴双侧交替使用，严重者双侧两穴同取。一般每日 1 次，每次 20～30 分钟，每 5 分钟行针 1 次，针刺得气后须配合患处活动。

【探讨】列缺是手太阴肺经之络穴，别走阳明，又为八脉交会穴之一，通于任脉，行于胸腹，是四总穴之一，"头项寻列缺"就是经典运用；后溪为小肠经之输穴，"输主体重节痛"，又为八脉交会之一，通于督脉，行于头项。二穴伍用，宣通颈项部之经气，统调任督二脉，是治疗颈项强痛的有效配合组方。《千金十一穴歌》所载"胸项如有痛，后溪并列缺"，是针灸临床中对二穴运用的最早记载。

【临床运用】本穴组治疗颈项强痛疗效非常确实，对西医的颈椎病、颈疲劳综合征、落枕等均具特效，治疗时必须配合颈项部活动，才更能提高临床疗效。对于复杂的颈项痛，牵及多条经脉的患者，以本组合方为基础配合相关穴位，仍然可以获得较好的疗效。

【病案】患者，男性，39 岁，颈项部活动不利伴疼痛 3 月余，曾采取贴敷膏药、推拿按摩等方法治疗，病情时轻时重，最近因工作劳累，症状加重。症见颈项部活动时疼痛，后仰或向左侧转动时明显，颈椎棘突有压痛，舌质淡，苔薄白，脉沉弦。诊断为颈疲劳综合征（颈项强痛）。即按上方处理，经第 1 次治疗后症状即有改善，又同法治疗 3 次，诸症状消失。

第六节　合谷、迎香、印堂治疗鼻炎

鼻炎是五官科常见疾病，包括急性鼻炎和慢性鼻炎，急性鼻炎是因鼻腔黏膜的急性感染性炎症导致，若未及时治疗或治疗不当，就会导致慢性鼻炎的发生，慢性鼻炎又分为单纯性鼻炎、肥厚性鼻炎和萎缩性鼻炎三种。本病相当于中医的鼻渊，主要症状表现为流涕、鼻塞、嗅觉减退、鼻咽干燥、头部胀痛及头晕等。针灸治疗本病疗效较为满意，急性鼻炎作用快，慢性鼻炎因病因及疾病性质的不同而有较大差异。

【组合处方】合谷+迎香+印堂。

【操作方法】合谷常规刺，双侧取穴；迎香以 35～40°角向上斜刺 0.5～1 寸；印堂向鼻根方向刺 1 寸深。均施以捻转泻法，留针 30 分钟，隔日或每日 1 次，10 次为 1 个疗程。

【探讨】合谷为手阳明大肠经之原穴，手阳明夹鼻而行，原穴多气多血，故用本穴能宣肺清热，通利鼻窍，自古有"面口合谷收"之经典运用，故合谷善治头面诸疾；迎香为手足阳明经之交会穴，位于鼻旁，能宣通肺气，散风清热，通利鼻窍，主治一切鼻病，是历代所用之效验，早在《玉龙歌》中就有载："不闻香臭从何治，迎香两穴可堪攻，先补后泻分明效，一针未出气先通。"印堂穴处于鼻根之上，是督脉之穴，根据"局部穴位治疗局部的疾病"及"经脉所过，主治所及"的理论，故可以取用，并且本穴也是治疗鼻疾之特效穴。诸穴合用，有珠联璧合，相互协调，相互为用的功效，是治疗鼻疾最基本的有效组合处方。

【临床运用】本组合穴中各穴均是治疗鼻疾最常用的穴位，故本组穴是常用的基础处方，可用于各种鼻疾之患，临床根据患者的病情配用相关的穴位，如鼻出血可加配上星、少商；过敏性鼻炎可加配下关、肺俞、风池；鼻塞严重者可加用经外奇穴鼻通；寒证明显者可加用艾灸等。总之，本穴组是治疗鼻疾之常用基础方。

【病案】患者，男性，19 岁，间断性鼻塞 4 年余，加重 1 周，患者于 4 年前感冒后出现鼻塞不通等症状，时轻时重，每当感冒后往往诱发，曾服用中成药及滴鼻药，始终未愈。本次感冒之后再次加重，因面临高考，学习任务重，故来进一步治疗。症见鼻黏膜充血，鼻塞严重，黏稠黄色鼻涕，舌淡红，苔薄黄，脉数。西医诊断为慢性鼻炎急性发作；中医诊断为鼻渊。治疗即按上述处方，针刺 10 分钟之后，鼻塞感即缓解，感鼻腔通畅，治疗 5 次后症状基本缓解。

第七节　外关、风池、丝竹空透率谷治疗偏头痛

头痛既是一个症状也是一种疾病，西医学将头痛分为原发性头痛、继发性头痛和其他原因导致的头痛三大类。中医学将头痛分为外感头痛、肾虚头痛、血虚头痛、瘀血头痛、痰浊头痛、肝阳上亢头痛等。从经络学看，头痛以经络辨证可分为阳明经头痛（前头痛）、少阳经头痛（偏头痛）、厥阴经头痛（颠顶痛）、太阳经头痛（后头痛）。本节所言及的就是少阳经头痛，这类头痛在临床中十分常见，并且多缠绵不愈，头痛剧烈。针灸治疗本病疗效满意，尤其是这一处方的运用，既快又好，是治疗本类头痛的有效组合。

【组合处方】外关+风池+丝竹空透率谷。

【操作方法】外关常规针刺；风池应严格掌握针刺方向和深度，防止伤及延髓；丝竹空一定透向率谷穴，深刺达到 3 寸左右，但一定沿皮而刺。急性发作时要强刺激，每日可治疗 1～2 次；慢性头痛可每日或隔日 1 次，一般 5～7 次可愈。

【探讨】外关属于手少阳三焦经之络穴，三焦经循行于侧头部，用之有"经络循行，主治所及"之用。另外本穴还是八脉交会穴之一，通于阳维脉，"阳维为病苦寒热"，苦寒热是外感风寒之统称，本病的发生常因感受风寒而致，所以本穴治疗少阳头痛具有特效。风池归属于足少阳胆经，为手足少阳、阳维之所会，阳跷脉之所入，是祛风之要穴，具有平肝息风、疏风解表、清头明目的作用。"伤于风者，上先受之"，所以头痛常是风邪所致，故风池乃是治疗少阳头痛之要穴。丝竹空透率谷有局部取穴之意，临床所用有立竿见影之效，是古医家实践经验所得。《玉龙歌》中言："偏正头风痛难医，丝竹金针亦可施，沿皮向后透率谷，一针两穴世间稀。"由此几穴远近相配，局部用穴祛局部之瘀，远端取穴通经络之瘀，共奏疏经活络、通经行气，使头部经络之气通则不痛。

【临床运用】本组处方治疗偏头痛疗效卓著，无论急慢性，病程长短皆可取用，均能达到显著疗效。对于重症、急症或顽固性患者，可配用刺血，在太阳或

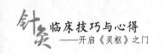

风池部位刺血，更能提高疗效。若是因器质性疾病所致的头痛，应注意原发病的治疗，以免延误病情。笔者在临床以本组处方为基础方，治疗数例患者疗效满意。

【病案】患者，女性，36 岁，偏头痛病史 10 余年，曾多次行相关检查，CT、核磁共振等均未见异常，服用中西药物，未愈，每当受到风寒、劳累、熬夜、情绪不佳时即可诱发。本次因劳累后发作 4 小时来诊，以右侧头部疼痛为剧，疼痛严重，时有呕吐，面色蜡黄，舌质淡，苔薄白，脉弦紧。西医诊断为紧张性头痛；中医诊断为偏头痛（少阳经痛）。治疗首先于太阳刺血，后针刺本组穴，30 分钟起针后，已无明显头痛感觉，后继针 4 次，诸症消失，至今 5 年，未见复发。

第八节　劳宫、内庭、照海治疗口舌生疮

口舌生疮在西医中称为口腔溃疡，中医称为口疡、口糜、口疳，俗称为口舌生疮。本病虽不是什么大病，但日常十分常见，发病以后常给患者带来不少痛苦，严重者影响进食，或影响语言交流，特别是有些患者容易反复发作，接连不断，更需积极治疗。目前对本病的治疗主要以外用药为主，这种治疗仅能起到暂时的改善，不能有效根治。本组处方具有既可以迅速治标，又能较好治本的功效。

【组合处方】劳宫+内庭+照海。

【操作方法】直刺劳宫 1 寸；内庭向上斜刺 0.5～1 寸；照海直刺 0.5～0.8 寸。均用泻法，急性期每日 1 次，缓解期隔日 1 次，一般治疗 7～10 次。

【探讨】口舌生疮多因胃火与心火上炎而致，心火导致的口舌生疮多因心情急躁而致，多在舌面、舌尖及舌底发生；胃火所致的口舌生疮多因嗜食辛辣肥厚之物，多在口周及口腔黏膜发生。劳宫为心包经之荥穴，五行属火，故有清心泻火的作用；内庭为胃经之荥穴，能够清泻胃火；照海归属肾经之穴，是滋阴之要穴。劳宫、内庭清泻心胃之火，照海滋补肾水而降火，相互为用共奏滋阴降火

之功。

【临床运用】临床若能明确是因心火还是胃火而致疾病发生时，根据病因选择劳宫或内庭，再加配照海穴，若不能明确根本病因，或心胃之火皆有时，二穴同取配照海，这种取穴既简单，功效也非常确实，作者在临床曾以本穴组治疗多例相关患者，确能收到标本兼治的功效。

【病案】患者，男性，53 岁，反复口舌生疮数年，一直未愈，每当工作劳累，或喝酒应酬增多时，多能发生，曾中西药物治疗数次，疗效不显，经人介绍来诊。症见舌尖、舌体、口腔黏膜均有溃疡，中间发白，周围绕以红晕，自感烧灼痛，舌尖红，苔黄腻，脉洪数。西医诊断为口腔溃疡。治疗取用上组穴，经 3 次治疗大部分溃疡已消失，后隔日 1 次进行治疗，共治疗 10 次，以后已很少发生，偶尔发生一次，也仅有两三个溃疡，并能较快消失。

第九节　曲池、太冲、百会治疗高血压

高血压已成为目前的高发病种，发病甚为普及，已由过去老年人的病种逐渐年轻化，是危害人类健康的一大杀手，与心脑血管疾病密不可分。西医学对此尚无有效解决方法，仅能对症处理，需天天服用降压药，是终生用药性疾病。中医尚无此病名，一般归属于头痛、眩晕、肝风等范畴。中医认为，高血压的发病病机为肝阳上亢有余，肝肾亏虚不足，导致阴虚阳亢而使血压增高。针灸对早期、轻中型疾病有较好的作用，尤其本穴组取穴简单，疗效高，作用范围广，值得推广运用。

【组合处方】曲池+太冲+百会。

【操作方法】曲池直刺 1.5～2 寸；太冲以 45°角向涌泉方向斜刺 1 寸左右；百会自前向后斜刺 0.5～0.8 寸。留针 30～40 分钟，每 10 分钟行针 1 次，采用泻法，早期每日 1 次，以后改为隔日 1 次，当病情稳定后可每周 2～3 次以巩固。

【探讨】曲池归属于手阳明大肠经，手阳明多气多血，具有清头明目、和气血而降压的作用。太冲属于足厥阴肝经之原穴，可疏肝理气，平降肝阳，当太冲向涌泉方向透刺，可加强滋阴潜阳的力量。百会居于颠顶，为诸阳之会，并与肝

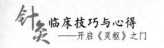

经相通，用之可清泻诸阳之气，平降肝火。

【临床运用】本穴组治疗早中期的轻中型高血压疗效好，对重度高血压也可以用，但要配合药物治疗，在治疗时需要坚持一定的时间，否则不能达到预期的目的。本穴组对中医辨证为肝火亢盛者的疗效最佳，对阴虚阳亢或气血瘀滞者也有较好疗效，对阴阳两虚要加配相关穴位，如关元、肾俞等。

【病案】患者，男性，48 岁，高血压病史 2 年余，血压维持在 160/100mmHg 左右，间断性服药，每当自我感觉头痛、头晕时就用药，症状消失就停药，一直如此治疗。本次来诊已有 1 个多月未用降压药。患者自我感觉头微胀痛，头脑不清，时有心烦之感觉，有时看东西模糊，并时有口苦发生，查血压为 178/100mmHg，舌红，苔黄，脉弦。诊断为高血压（肝火亢盛）。治疗即按上方处理，前 10 天每日 1 次，患者症状消失，血压为 155/96mmHg，后隔日 1 次治疗，第 2 个疗程完成后，血压为 135/90mmHg。后继续治疗 25 次，血压稳定在 125/85mmHg 左右，至今 2 年余，血压仍然稳定。

第十节　中极、三阴交、阴陵泉治疗小便不利

小便不利是泌尿系统疾病中最主要的症状，常见于西医学中男性的前列腺炎、前列腺增生、前列腺肥大，及女性非感染性尿道炎等。这些疾病临床归属于中医的癃闭、淋证等范围，在临床十分常见，治疗往往较棘手。针灸多能立竿见影，是较为理想的方法，尤其本穴组配合，简单有效，常作为这类疾病的基础方，用于各相关疾病的治疗。

【组合处方】中极+三阴交+阴陵泉。

【操作方法】中极针刺时针尖应向下，以针感能达到会阴并引起小腹的收缩、抽动为佳，但不可过深，在针刺时应嘱患者排尿后再进行针刺。若有尿潴留的患者针刺时应注意其深度，急性患者导致尿潴留的应加用灸法；三阴交、阴陵泉均常规刺，采用泻法。本方孕妇禁用。急性期每日 1 次，每次留针 30～40 分钟，缓解期隔日 1 次。

【探讨】中极为膀胱的募穴，"膀胱者，州都之官，津液藏焉"，尿液不畅、小便不利当责之于膀胱，针刺本穴能直接疏调膀胱气化功能，是治疗膀胱腑病之要穴。三阴交是脾经之穴，并是脾、肝、肾三经之交会穴，可调理肝、脾、肾，是治疗泌尿生殖系统之要穴，《证治准绳·杂病》言："小腹疼痛，小便不通，先艾灸三阴交。"阴陵泉是脾经之穴，是健脾利湿"第一效穴"，为脾经之合穴，"合主逆气而泄"，小便潴留则逆气而行，所以该穴对这类疾病有显著的疗效，正如《杂病穴法歌》所言"小便不通阴陵泉"，与三阴交并用，有通水道、利小便的作用。

【临床运用】针刺本穴组对小便不利有较好的作用，有适应证广泛的特性，可用于尿频、尿急、小便少、排尿困难及尿液潴留等各种小便不畅的问题，临证皆可取用本穴组或配用相关穴位来治疗，尤其结合中极穴温热灸法效果更好。

【病案】患者，男性，79 岁，小便不利 10 余年，无明显诱因导致尿潴留 2 小时。检查见膀胱高度充盈，舌胖，苔厚腻，脉细弦而数。西医诊断为尿潴留。中医诊断为癃闭。治疗先于上法针刺中极，并加用艾灸及神灯，给予较强的刺激，然后针刺阴陵泉及三阴交，15 分钟后即有想排尿的感觉，再继针 5 分钟，已能排尿。后继续治疗 9 次，症状明显缓解，直到去世再未发生尿潴留。

第十一节　关元、三阴交、大赫治疗不孕不育

不孕不育分别是男女之间的两种疾病，不孕是妇科病，不育是男科病。两种疾病皆是难治性疾病，在中医治疗方面有着绝对的优势，是中医治疗优势病种之一。无论不孕还是不育，中医认为皆与肾有关，肾主生殖。通过长期的临床治疗发现，本穴组对提高生殖功能有着确实的作用，在治疗不孕不育方面有着独特的功效，形成了治疗本类疾病的有效基础方。

【组合处方】关元+三阴交+大赫。

【操作方法】关元、大赫常规针刺，虚证用补法，多针灸并用，实证用泻法；三阴交直刺 1～1.5 寸。留针 40 分钟左右，每 10 分钟行针 1 次，每日或隔日

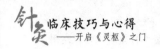

1次，每15次为1个疗程。

【探讨】关元是任脉的穴位，任脉与督脉、冲脉同起源于胞中，任、督、冲均与生殖有重要关系，并与足之三阴相交会，所以本穴与肝、脾、肾三脏相通。关元穴为男性藏精、女性藏血之处，能壮一身之元气，养一身之元精；大赫是足少阴脉气所发，并与冲脉相交会，内应胞宫、精室，是下焦元阳升发之处水中之火，助阳生热，功善温阳散寒，是治疗肾阳虚衰，下焦虚寒所致的生殖系统疾病之特效穴。《针灸甲乙经》记载："男子精溢，阴上缩，大赫主之；女子赤淫，大赫主之。"《千金翼方》记载："男子虚劳失精，阴上缩，茎中痛，灸大赫三十壮。"均是古医家用本穴治疗男女生殖系统疾病之记载。通过西医学研究发现，针刺本穴，能够提高机体黄体生成素和睾酮水平，这与古代认识完全一致。三阴交也是脾、肝、肾三经之交会穴，既能滋肝、脾、肾之阴血，又能温肾通阳而达培肾固本、温补元气的作用。三穴同用能暖宫散寒、培元益气、调经种子，有效提高男女生殖功能。

【临床运用】本组方因有较好的补元气、益精血、温肾阳的功效，故可用于不孕不育，疗效非常满意。本方根据患者的具体情况可作为基础方加配相关穴位用于多种原因而致的不孕不育，如女性的肾虚、宫寒、气血虚弱而致的不孕症；男性的精子减少症、精液不液化症、不射精症、精子活动率低下等男性不育症。

【病案】患者，男性，29岁。婚后3年一直未育，男女均进行相关检查，女性未见异常，男性见精液异常：精子总数2300万，精子密度每毫升800万，无活动能力精子达80%以上。曾中西药治疗数次，至今未愈。查舌质淡，有齿痕，脉软。诊断：不育症（肾阳亏虚）。即按上方处理，并于关元、大赫加用温针灸，隔日1次，10次为1个疗程，每个疗程之间休息3天，共治疗3个疗程，精液化验已基本正常，于4个月后妻子怀孕，并顺利产下一女婴。

第十二节　中脘、内关、足三里治疗胃痛

胃痛是临床常见症状之一，一般胃病均可引起胃痛，在日常生活中有"十人

九胃病"之说，所以胃痛也就非常常见。针灸治疗胃痛疗效显著，一般能达到针入痛缓或立止的疗效，具有见效快、疗效高、无副作用、作用广的特点，所以是治疗本病之优势方法。尤其本穴组具有组方精简、疗效快捷、作用广泛的特点，可用于各种原因所导致的胃痛。本穴组是现代针灸临床公认的一组效穴基础方，被称为"胃三针"，广泛用于胃腑病的治疗。

【组合处方】中脘+内关+足三里。

【操作方法】三穴毫针常规刺，虚证用补法，虚证、寒证于中脘或足三里加灸；实证用泻法。急性病每日 1～2 次，当症状缓解或消失时出针；慢性病每日或隔日 1 次，每次留针 30～40 分钟。

【探讨】中脘为任脉与手太阳、手少阳、足阳明之交会穴，是胃之募穴，为胃之经气结聚的部位，六腑之会，因此是治疗胃病的要穴。无论虚实、寒热皆可用之，虚证补之可益脾胃，实证泻之则能健脾化湿，理气降逆，消积和胃；寒证灸之则能温中散寒，益气养血；热证泻之则能清脾胃降浊热，所以本穴是脾胃疾病之要穴。内关为心包经之络穴，通于三焦，通于阴维脉，能疏通三焦气机，降逆和胃，起到止吐、解痉的作用，又为八脉交会穴之一，通于阴维脉，"阴维为病苦心痛"，因此具有较好的止痛作用，所以临床常用于各种胃部疾病，尤其是胃气上逆之疾，对呕吐、嗳气、呃逆有特殊的疗效。足三里是足阳明胃经之合穴，又为胃腑的下合穴，因"合治内腑"，故是治疗胃病的效穴，有健脾益胃、和中补气、温中散寒、行气消胀、降逆止呕、消食化积等作用，用于各种消化系统疾病，因此有"肚腹三里留"之总括。三穴同用，治疗胃病极具特效，因此有"胃三针"之称。内关疏调上焦气机，足三里重在调理中焦，中脘穴在于升清降浊，三穴合用具有较强的和胃降逆、行气止痛的功效，故是临床中治疗胃病常用的一组特效穴。

【临床运用】三穴组合因其对胃肠疾病有特殊之疗效，常作为基础方用于各种胃肠疾病的治疗。急性胃痛常以本方加用梁丘、内庭配用而获得较好的作用；慢性胃病时，本穴组常配用脾俞、胃俞治疗而能有效治愈；呃逆时常以本穴组配用膻中、膈俞治疗；呕吐时常以本穴组配下脘、公孙治疗而能速愈。可见本穴组确实为治疗胃肠病之特效组合。

【病案】患者，女性，44 岁，因饮食不当后诱发胃部胀满、疼痛伴泛酸 3 日余，经用药物未见疗效而来诊。查体可见胃脘部压痛，叩诊呈鼓音。患者自述胃部经常隐隐作痛，若饮食不当，时常诱发不适，经常自服用治疗胃病之药，本次服药后未缓解，现感觉胀满疼痛，嘈杂不舒，嗳气，泛酸，不欲饮食，食后饱胀并有恶心之感，舌质淡，苔厚腻，脉滑。诊断为胃痛（饮食伤胃）。治疗选用上述基础方加公孙、下脘、梁门。针刺10分钟后症状缓解，留针30分钟后症状基本消失，经治疗3次诸症消失。后因他病来诊，告知自经针刺后，胃部不适症状很少发生，已不再服用任何胃药。

第四章　临床巧治

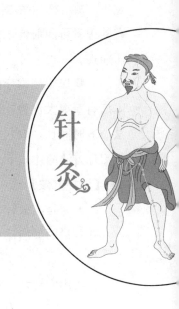

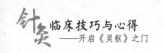

第一节 浮针与火针联合速治网球肘

网球肘，中医称为肘劳，西医称为肱骨外上髁炎，因从事打网球的人最容易发生，故俗称为网球肘。其主要症状以肘部疼痛为主要特点，肘关节活动时疼痛，有的患者可向前臂、腕部和上肢放射，局部一般不发生肿胀，但有明显而固定的压痛点。

本病口服药物疗效欠佳，一般需要封闭治疗，其他尚无有效方法。针灸治疗本病有着很大优势，传统针灸一般以局部围刺和远端对应取穴法来治疗，这种方法一般时间长，取穴多。笔者在临床曾治疗数例相关患者，疗效非常满意，故将其治疗方法简述如下。

【治疗方法】

（1）阿是穴火针

找到最明显的痛点选择中粗火针点刺1～2下，隔日1次。

（2）浮针

常规用穴针刺，痛点局限者可仅用 1 针；若疼痛面积较大，病程时间长者，可用 2 针，隔日 1 次。

以上两种方法合用具有珠联璧合之效，轻者 1 次可愈，多数患者均在 3 次之内而愈，具有取穴少、痛苦小、疗效高的特点，非常值得在临床推广运用。

【病案】患者，女性，30 岁，右前臂无力，肘关节活动时疼痛非常明显，影响日常生活，扫地及拿东西均会引发疼痛，曾口服药物及贴敷膏药治疗，均未效。在外上髁处有明显压痛点。先于痛点处施以火针，再在前臂外侧施以浮针治疗，行扫散 3 分钟后，疼痛完全消失。第 2 日复诊时，诸症消失。

第二节　神阙闪罐加拔刺血治疗荨麻疹

荨麻疹，中医称为瘾疹或风疹，是由多种因素引起的一种过敏性皮肤病。以身体瘙痒，抓之出现隆起的风团，形态各异，严重者连成一片，发无定处，忽隐忽现，伴有轻重不等的瘙痒，退后不留痕迹等为特点。目前西医治疗本病主要以抗过敏药及糖皮质激素药为主，其副作用较大，而且往往只能治标，不能治本。针灸治疗急性荨麻疹效果较好，但对慢性者疗效较差。笔者在临床以神阙穴闪罐加拔罐刺血法治疗多例相关患者，作用疗效较好。

【治疗方法】

（1）神阙穴闪罐

先将玻璃罐烧热（但防止罐的边缘过热）后在神阙穴迅速闪罐，扣罐后留罐 3～5 分钟，重复拔罐 3～5 次。

（2）神阙穴刺血加拔罐

当上述闪罐法完成后，再在神阙穴周边用无菌针头点刺放血，然后继拔罐 10 分钟，使出血 3～5ml。

以上方法隔日 1 次，5 次为 1 个疗程，每个疗程休息 3～5 天，一般 1～3 个疗程可愈。

【病案】患者，女性，39 岁，无明显诱因出现全身皮肤瘙痒 10 余年，曾反复治疗，均未收效。经常不定时出现周身瘙痒，状如风团，严重时融合成片，微突出于皮肤，以躯干部为主，每于夜间脱衣之后可诱发或加重。检查见全身风团样皮疹，高出皮肤表面，边缘清楚，色淡，周围有抓痕，舌淡，苔薄白，脉弦滑。西医诊断为慢性荨麻疹。中医辨证为体表素虚，风湿外侵。采用上述方法治疗 15 次而愈。患者治愈已达 5 年，现状况良好，在 5 年中曾偶发三五次左右，症状非常轻微，不经治疗而短时间即可消失。

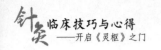
第三节　薄棉灸法配龙眼穴治疗带状疱疹

　　带状疱疹，中医称为缠腰火丹、蛇丹、蜘蛛疮等，因最多见于腰部，因此又俗称为围腰蛇疮。本病是皮肤上出现一侧簇集性水疱，呈带状分布，痛如火燎的急性疱疹皮肤病。

　　西医治疗本病主要以抗病毒及营养神经为主，但治疗时间较为漫长，并容易导致后遗症的发生。中医及民间有许多有效方法治疗本病，若运用得当，可收到极佳的疗效。笔者在临床曾治疗40多例本病患者，效果满意，特别对于初期患者，多能较快治愈。

【治疗方法】

　　（1）患处薄棉灸

　　根据患者的病区取大小相同的无菌脱脂棉，所取的脱脂棉越薄越好，但厚薄应均匀一致，整个薄棉片中不要有空隙。将备好的无菌脱脂棉放置于病损区，然后从薄棉片中一端点燃，即刻燃烧完毕，患者会有轻微的烧灼痛。

　　该法适用于早期疱疹尚未破损的患者，疗效非常满意，一般1～3次即可痊愈，每日1次。如不愈合，第2日即可再次治疗，若疱疹已消失，未再有新的疱疹，则不用再次治疗。

　　（2）龙眼穴针刺

　　常规消毒，用1寸毫针针刺双侧龙眼穴0.3～0.5寸，每次留针20～30分钟，每5～10分钟行针1次，施以捻转泻法，以患者耐受为度，每日1次。本穴为经外奇穴，位于小指尺侧第2、3节之间，握拳于横纹尽头处，是治疗本病之效验穴，疗效确实。

　　【病案】 患者，男性，52岁，2日前出现腰部刺痛不适，于附近诊所就诊，给予消炎镇痛药及舒筋活血药物服用，疗效不显，并出现米粒大小的几簇密集丘疹，水疱出现，疼痛加重，经人介绍来诊。检查见患者腰腹部有一手掌面积大小的疱疹，呈带状分布，患者感烧灼样痛。西医诊断为带状疱疹。中医诊断为蛇丹。

即采取上述方法治疗，第 2 日复诊时，疱疹已结痂。经治疗 3 次后，症状基本消失。

第四节　长蛇灸与夹脊穴针刺治疗强直性脊柱炎

　　强直性脊柱炎在过去被称为类风湿性脊柱炎，现病理基本明确后，这一病名已废除，临床称为强直性脊柱炎。本病是一种慢性全身性炎性疾病，其具体病因尚未完全明确，主要侵犯脊柱，尤以骶髂关节病变为最常见，最为显著的变化是关节纤维环和骨性强直，属于中医学"骨痹""肾痹"之范畴。目前对本病尚无特效的治疗手段，仅能对症或以改善症状为主，治疗重点是缓解疼痛、防止畸形。中医学对本病自古就有许多优势方法，其中长蛇灸就是简单易行的方法之一。

　　长蛇灸又称铺灸、蒜泥铺灸，是民间的一种灸疗方法，是灸疗中最强的一种灸法，有通督扶阳的功效。通过西医学观察发现，这种灸疗方法具有调节机体免疫功能的作用，增强体质的功效，有很好的保健疗效，也可用于类风湿关节炎、强直性脊柱炎、顽固性哮喘及各种慢性疾病的治疗。

　　【治疗方法】

　　（1）长蛇灸

　　取穴：大椎至腰俞间督脉。

　　操作：脊椎穴区常规消毒，先涂上蒜汁，在脊柱正中线上撒上斑蝥粉（以麝香粉 50%、斑蝥粉 20%、丁香粉与肉桂粉各 15% 的比例，混匀备用）1g 左右，粉上再铺以 5cm 宽、2.5cm 高的姜末（新鲜的老姜 500～1000g），然后再在姜末上铺以 3cm 宽、1.5cm 高的艾绒。一切就绪后，开始点燃艾柱头、身、尾三部位，让其自然燃烧，在燃烧过程中，若出现难以忍受的烧灼痛，应及时调整。待燃烧完毕后，再铺上艾绒复灸。治疗完毕之后，去除所剩的一切废物，再用消毒棉球清洁皮肤。

　　灸后皮肤出现深色潮红，让其自然出水泡，嘱患者不可自行弄破，防止感

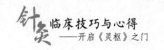

染。至第 3 日之后将水泡用无菌刺血针头穿破，覆盖 1 层消毒纱布，每日 1 次消毒更换。每个月治疗 1 次，一般治疗 3 次，严重者可治疗 5 次，后 2 次可间隔更长的时间。本法尤其在三伏天治疗效果最佳。

【探讨】督脉行于背正中，总督一身之阳气。在督脉上再用大蒜、生姜以及具有热性的药物，具有温经散寒之力，促进毛细血管扩张，加速炎性物质的吸收；再运用大灸法，更能发挥补肾祛寒、强督助阳的作用。由此可使寒邪得散，气血得通，疼痛得消。

（2）夹脊穴针刺

取穴：在脊柱区，从第 1 颈椎至第 5 腰椎棘突下两侧（包括颈夹脊穴）。

操作：于所受损范围的脊椎上一个椎体和下一个椎体之间的夹脊穴，针尖均向椎体方向针刺，针刺要比一般疾病略深，根据患者的胖瘦决定针刺深度。隔日 1 次，15 次为 1 个疗程，每个疗程间隔休息 5 天，一般要 3～5 个疗程。

【探讨】临床治疗以长蛇灸与夹脊穴针刺法相结合，疗效非常满意。采用针灸并施的方法能够有效改善病变关节周围的血液循环，增强强直性脊柱炎病人的免疫功能，从而促进肌腱等炎症的吸收，达到缓解强直性脊柱炎患者的疼痛，增强其关节活动，避免关节骨化和骨质疏松的目的，对早期患者能够完全控制病情，消除症状，对中晚期患者也能有效解除病痛，并能提高患者的生活质量。

【病案】患者，男性，31 岁，无明显诱因出现髋关节疼痛 4 月余，其疼痛呈游走性，发作严重时，活动疼痛非常明显，曾服药治疗，效果不显，后到市级医院经 CT 检查诊断为强直性脊柱炎，经治疗效不佳，故来诊。其治疗即按上法处理，行长蛇灸 2 次，夹脊穴治疗 30 次，症状消失，随诊 2 年病情稳定。

第五节　巧用首尾取穴法治疗经脉起始与终止部位之病变

首尾取穴法是指在经脉起点或终点部位取穴治疗疾病的方法。每条经脉都有一个起点和终点，若一条经脉上在起点部位出现了病变，那么就在这条经脉的终点找穴来治疗；同理若在一条经脉上的终点部位出现了疾病，那么也可以在这条经脉的起点上选择穴位治疗，这种方法具有取穴少、作用强、见效快之优势，有事半功倍之效。该取穴法自古就有，如有名的歌赋《肘后歌》中"头面之疾针至阴"就是这个原理的运用。因为足太阳膀胱经起于目内眦之头面部，止于小趾的至阴穴，所以眼疾、前头痛、后头痛等头面疾病针刺至阴穴疗效非常显著，如以下所治病案。

【病案1】患者，女性，45岁，右侧偏头痛3小时。患者偏头痛病史已有数年，时时发作，轻时一侧头痛，一般是右侧为多，严重时两侧均有疼痛，本次发作仍是右侧疼痛。来诊后即针刺足窍阴（患侧），针后疼痛即可缓解，患者甚为惊讶其疗效之快捷，留针10余分钟，行针1次，疼痛即完全消失。

【病案2】患者，男性，27岁，因打篮球时不慎扭伤左脚半小时来诊。检查见左外踝关节申脉部位明显压痛，于是针刺攒竹穴（患侧），针刺得气后，嘱患者轻轻活动左踝关节，于5分钟后疼痛立即缓解，针刺20分钟起针后已明显缓解，仅感轻微不适。第2日再用前法治疗1次，症状消失。

以上这些病案均是首尾取穴法的运用，这种取穴法对经脉起始与终止处之疼痛有很好的效果，有取穴少、见效快的特点，值得临床进一步研究及推广运用。

【探讨】首尾取穴法就是经脉起点有病针经脉结束部位的穴位，经脉结束部位有病针经脉起点部位的穴位，这一针法运用是标本、根结理论的具体体现。标是指人体头面胸背的位置，本是指四肢末端。根的部位是指四肢末端之井穴，结是指头、胸、腹部。凡一个经脉的标部（结部）有病，都可针这个经脉本部的穴位，尤其是井穴（根部），当然也可以不是井穴。同理凡一个经脉本部有病，也都可以针这个标部的穴位。如食指部位疼痛（属于手阳明大肠经），可以针本经脉标部的穴位迎香穴来治疗；如锁骨部位俞府穴（属于足少阴肾经）处疼痛（结部），就可以针足少阴肾经根部的穴位涌泉（井穴）来治疗；如胸胁部痛（大包穴），这是脾经结部，此时可取用脾经的隐白穴（井穴）来治疗，这是脾经根部。

病案1患者偏头痛，侧头部为足少阳经脉所行，是足太阳起始部位，足窍阴是足少阳之井穴，是胆经之结束部位，是首尾取穴的具体运用。病案2患者其痛点在外踝申脉处，此部位属于足太阳膀胱经脉末尾部，攒竹属于足太阳膀胱经的起始部位，所以针刺治疗效果满意。

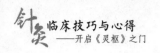

第六节 割治、挑刺、刺血法治疗痔疾

民俗有"十人九痔"之说，说明本病非常常见，是临床高发病，虽然不是大病，但却给人们带来了许多痛苦与不便。目前西医治疗本病尚无有效方法，主要以手术治疗为主，并且痛苦大，复发率高，所以好多患者只能忍受其病痛的折磨。但是针灸治疗本病具有良好的效果，具有操作简单、功效好的特点，所以值得临床大力推广运用。

【治疗方法】

（1）割治法

取穴：龈交异点。一般的痔疮患者会在龈交穴附近上唇系带上出现形状不同、大小不等的滤泡或硬结，称之为龈交异点。许多痔疮患者会在此处有此反应点，内痔反应点多靠近牙龈根部；外痔反应点多靠近唇外侧；混合痔反应点多位于龈交正中。急性发作期，其反应点多鲜红，病情越重，病程越长，其反应点越明显。若痔疾患者有此反应点，对此处理效果非常满意，一般祛除即可而愈。

操作：先常规消毒，用手术刀片或特殊针具（新九针铍针等）将龈交异点割去即可。这种方法非常简单，仅治疗 1 次，就可以将此病治愈。

（2）挑刺法

取穴：长强穴到第 2 腰椎之间反应点。许多痔疾患者在长强穴到第 2 腰椎之间会有如小米粒大小的反应点出现，呈灰白、暗红、棕褐或淡红色，高起皮肤的丘疹，若患者有此反应点，给予挑刺可有较好的疗效。

操作：治疗时先常规消毒，然后用一次性刺血针头将反应点给予挑刺，右手持针与皮肤表面呈 30°角刺入皮下，然后由浅向深逐层挑出，必须将其下白色筋膜纤维挑断。每次治疗 2～3 个部位，挑尽后，涂碘伏消毒，贴上创可贴保护 12小时即可。如果效果不明显，隔3～5天再行挑刺。

（3）刺血法

取穴：委中至承山穴刺血。

操作：有痔疾患者，可于患者委中穴到承山穴部位找瘀络，若有瘀络，给予刺血疗效好。常规消毒，在双侧的委中到承山穴部位瘀络点刺放血，一般1周治疗1次，多数患者1～3次即可治愈。

【探讨】以上方法均为疗效可靠的实用之法，操作都非常简单，多数经一次治疗即可获得显著疗效，一般可选用一种治疗方法即可。在治疗时，经检查发现哪种病理表现突出，就选用哪种方法。对于顽固性病情严重者可两种方法合用，若一种方法效果不佳，可加用另两种方法。

笔者在临床中以上述相关方法治疗了大量患者，临床疗效非常确实，如所治病案。

【病案】患者，女性，45岁，痔疮反复发作7年余，病情时轻时重，多种方法治疗，一直未愈，本次发作近1周，疼痛剧烈，并大便之后滴血。来诊之后查见龈交异点有明显反应点，用无菌手术刀片切去，然后查见委中至承山有明显瘀络，并在双侧之部位刺血，让患者隔日复诊，疼痛已基本消失，滴血也已愈。1周后复诊，症状基本消失，并再在委中与承山穴处刺血治疗1次，后来复诊，小痔核已消失，大痔核仅有痔核一层皮存在，治疗至今2年余，未再发作。

第七节　穴位敷贴、化脓灸与埋线三法结合治疗哮喘及慢性支气管炎

哮喘及慢性支气管炎均是临床难治性疾病，故有"内不治喘，外不治癣""大夫不治喘，治喘丢手段"等民俗谚语，均说明了哮喘及慢性支气管炎非常难治，临床也确实如此。针灸治疗本病有较好的方法，笔者在长期临床中总结以穴位贴敷、化脓灸配合埋线治疗可获得显著疗效，将其运用阐述如下。

【治疗方法】

（1）穴位敷贴

主穴：肺俞、定喘、脾俞、肾俞。

配穴：急性发作配风门、天突；缓解期配膈俞、中脘、膏肓；寒证配至阳、大椎；热证配身柱、曲池；痰多配中脘、丰隆；肺虚配气海、足三里；脾虚配足三里；肾虚配关元、命门。

操作：取白芥子、细辛、甘遂、肉桂、延胡索、天南星，药比例为4:4:1:1:1:1，用生姜汁调和成膏状，在"三伏天"期间贴敷（不在三伏天期间也可使用，但最好避开寒冷的冬天及阴雨连绵的天气，其效果较三伏灸疗效差），缓解期使用。每剂贴药1次，成人一般贴3～4小时，儿童贴1～2小时，如贴药后无任何不适反应者，可适当延长贴药时间至6小时或更长；如贴药后自觉局部瘙痒、刺痛者，可适当缩短贴药时间，自行取下即可。3次为1个疗程。

【探讨】三伏灸是根据中医学"天人相应""冬病夏治""春夏养阳"等理论，以经络、腧穴理论及时间治疗学为基础，配合相关药物治疗某些顽症痼疾有特殊作用。三伏灸以穴位与药物的作用相结合，再加上三伏天自然界及人体阳气的推动辅助作用，三者协同增效，治疗哮喘及慢性支气管炎收效显著，如能坚持贴药3年，对预防复发也有很好的理想效果。尤其和以下的化脓灸、埋线法结合，更有特殊的疗效，敏感轻症患者能很快治愈，即使是某些顽固患者也能收到显著疗效。在贴敷时应注意在10小时内不宜洗澡，避免风寒；贴敷期间禁食生冷刺激性食物，不贪凉，不要吃肥甘厚腻、海鲜等发物；注意局部卫生清洁，尤其是瘙痒的患者，避免搔抓，以免抓破，引发感染。

（2）化脓灸

处方：大椎、风门、肺俞、膏肓、至阳、身柱。

操作：施灸前，在所用之穴先常规消毒，涂抹上少许蒜汁，再选择上等极细的陈艾绒，用特制的模具制成大小合适的艾柱，然后将艾柱顶点点燃，使之均匀向下燃烧，直至燃尽。为防止疼痛，可不断轻轻拍打或按摩施灸穴位周围，以减轻疼痛。一般要灸7～9壮，至局部皮肤发黑、变硬，形成8～10mm圆形结痂，四周有淡黄色的小水泡时为止。然后用新洁尔灭常规消毒，最后涂上烫伤膏。每日常规消毒处理，直到穴位创面愈合。每年一般1个疗程，1个疗程一般取2～4个穴位，每日只灸1个穴位，每隔1日灸另一个穴位。最好选择夏天的三伏天施灸，也可以在春天或秋天，但不宜在冬天施灸。

【探讨】化脓灸又称直接灸、瘢痕灸、着肤灸，是古代常用的重要灸法之一，特别适宜于急、危、重、顽固性病证的治疗，每每用之，多能立起沉疴。正如李梃《医学入门》中言："药之不及，针之不到，必须灸之。"化脓灸"以疮治病"，是一种自体免疫疗法，利用艾灸化脓的过程，激发人体免疫反应，尤其对本病有特异性的治疗作用。

（3）穴位埋线

主穴：膻中、肺俞、定喘、脾俞、丰隆。

配穴：痰湿型配中脘、天突；肺热型配鱼际、尺泽、大椎；肾虚型配肾俞、关元；肺气虚型配膏肓、身柱、足三里；脾虚型配足三里、太白。

操作：用专用线体（过去以羊肠线为常用，现在以 PGLA 线体为主）埋入上述穴位。一般 10～15 天埋线 1 次，5 次为 1 个疗程。由于埋线疗法间隔时间较长，应当对埋线患者进行不定期随访，以了解患者埋线后的反应，及时调整解决，嘱患者清淡饮食，禁辛辣之物，并嘱患者按时治疗。

【探讨】埋线疗法与针灸相比，是一门年轻的学科，诞生于 20 世纪 60 年代。尤其对本病有特异性作用，是优势病种之一。埋线相当于长效针刺，化脓灸相当于长效艾灸，药物贴敷相当于中药的运用，三者具有针、药、灸同用的作用，可以达到扶正固本，增强机体抗病能力，既能缓解表证又能达到彻底治愈的目的。

笔者在临床中积累了大量相关经验，以上疗法结合运用，具有协同的功效，如所治病案。

【病案】患者，女性，56 岁，反复发作气喘伴咳嗽、咳痰 30 余年。患者于 30 年前因感冒后出现喘憋气短、咳嗽等症状，以后每遇寒凉及感冒后即出现上述症状，严重时呼吸困难，喘憋严重。因生活困难，患者平时症状轻微时服用氨茶碱等平喘药，发作严重时到诊所注射药物治疗。近些年因生活水平提高，曾多次较长时间给予抗生素及平喘药物输液治疗，并间断性使用布地奈德气雾剂吸入治疗，但仍时常发作，无论发作频率及发作程度均有增无减。

治疗：① 化脓灸：于大椎、肺俞穴处施以化脓灸 1 个疗程。② 三伏天贴敷治疗：取肺俞、定喘、脾俞、肾俞、中脘、足三里，患者于第一伏第 1 天、第二伏第 1 天、第三伏第 1 天分别进行穴位贴敷治疗，用上方贴敷以上双侧穴位。③ 埋线疗法：取定喘、脾俞、肺俞、足三里、丰隆、膏肓，按前述方法操作，每 15 日治疗 1 次，共埋线治疗 8 次。

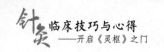
分别用化脓灸治疗 1 个疗程、贴敷治疗 1 个三伏天周期、埋线治疗 8 次后，症状基本消失，体质明显改善，饮食量明显增加，劳动强度明显增大，感冒也明显减少，感冒后仅有轻微的症状，服用感冒药即能解决，连续随访 3 年，病情稳定。

第八节　刺血、耳针、挑刺法
综合治疗顽固性痤疮

痤疮是青春期男女常见的一种毛囊及皮脂腺的慢性炎症，又称为"肺风粉刺""粉刺""青春痘"。西医学认为本病的发生与内分泌失调、细菌感染有关，中医认为痤疮的发生多与先天禀赋、过食辛辣厚味、冲任不调等因素有关。由热毒郁蒸肌肤而致，治疗以清热解毒，散郁消痤。

【治疗方法】

（1）刺血疗法

取穴：大椎、肺俞、膈俞。

操作：上述穴位常规消毒，用一次性针头点刺 3～5 下，然后再加拔火罐 10 分钟，使各穴位出血 5ml 左右，每周 2 次。

【探讨】大椎为督脉与手足三阳经、阳维脉之交会穴，能调整人体诸阳之气，宣泄阳热，凉血解毒；肺俞为肺之脏腑气血输注之处，有宣泄肺气之功，改善皮毛血液循环之效；膈俞为八会之血会，刺之有活血化瘀之效。

本病主要病因是热和瘀。发病主要与肺、脾胃、气血密切相关。本病起病虽然在表，但其根源在里，多为风热之邪客于肺经，蕴阻肌肤。刺血疗法能够促进气血畅行，从而达到活血化瘀的作用，改善病变局部的新陈代谢。刺血疗法能使肺胃的热毒经血液循环于体外，从而达到解毒、排毒的作用。因此刺血疗法治疗本病能从根本上解决问题，调节人体内分泌，增加机体抵抗力，从而有效治愈。

（2）耳穴疗法

取穴：痤疮发生的相应部位（如额、面颊区、口等）按辨证分型分别选取肺、胃、肾、交感、内分泌、神门、心、肝、皮质下等。便秘配大肠、三焦；月经不调配生殖器。

操作：每次选取 5～7 穴，用王不留行籽贴压相关穴位。并嘱患者每日自行按压 3～5 次，每次 5 分钟。两耳穴交换使用，每 3～4 日换 1 次，10 次为 1 个疗程。

【探讨】《黄帝内经》言："耳为宗脉之会。"刺激耳部穴位，可调整相应经脉、脏腑的功能。耳穴是全息取穴极为重要的一部分，能调整全身机体功能，刺激该处的相应穴位有调节机体平衡的作用，从而激发机体免疫功能，调节体内性激素水平，降低机体敏感性，从而达到抑制皮脂腺旺盛分泌并消炎、消肿、散结之目的。

（3）挑刺法

取穴：取背部第 1～12 胸椎两旁各 0.5～3 寸范围内反应点。

操作：用手掌在背脊两侧第 1～12 胸椎两旁各 0.5～3 寸范围内摩擦数次，寻找反应点（类似丘疹，稍突起于皮肤，呈灰白色或棕褐色、暗红色、浅红色，压之不褪色）。局部皮肤常规消毒，然后用专用挑刺针（或一次性注射针头）挑破反应点表皮，挑断皮下部分纤维组织，挤出少量血液，覆盖伤口，胶布固定。每次挑 1～2 个反应点，5～7 日挑 1 次。

【探讨】本法为民间验用之法，是根据疾病反应点而用，可使积热外泄，血脉通利，故疗效较佳。刺血、耳穴及挑刺法综合治疗本病，有确实的疗效，不论轻重早晚的患者都有很好的疗效，顽固性的粉刺经本组方治疗也能较快治愈。通过以上方法治疗后，患者不仅粉刺消失，其原来的皮肤亦可有明显变化。以上方法均不需要每日治疗，节省了患者就诊时间，并且痛苦非常小，故值得推广运用。

【病案】患者，男性，23 岁，面部出现痤疮 1 年余，曾外涂及口服中西药物治疗，效果不佳。症见患者面红目赤，大便干结，舌红，脉数。按上述刺血、耳穴及挑刺法治疗，刺血治疗 4 次，挑刺 3 次，并配合耳穴治疗，基本痊愈，经随访观察 1 年，未见复发。

夫十二经脉者，人之所以生，病之所以成，人之所以治，病之所以起，学之所始，工之所止也。

——《灵枢·经别》

第五章　针灸优势病种治疗

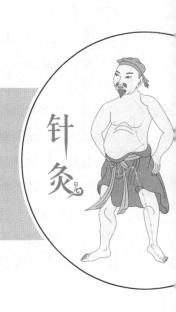

针灸

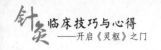
第一节 便 秘

便秘既是一个常见的临床症状，也是一种疾病，西医将便秘分为功能性便秘和器质性便秘两种类型。功能性便秘是一种常见的功能性肠病，以持续性排便费力、排便次数少、排便不尽感、粪便干硬等为主要表现，患者缺乏能够解释便秘症状的器质性疾病，这就是功能性便秘。器质性便秘就是因相关器质性疾病而产生的便秘，必须解决相关疾病才能有效解决便秘的问题，便秘仅是一个症状，这就是器质性便秘，也就是继发性便秘。本节所谈的主要是针对功能性便秘，通过西医学统计，我国慢性便秘的患者高达 6%～20%，其中大部分为功能性便秘。

目前西医对便秘的治疗尚缺乏有效手段，仅能用导泻药物暂时对症解决，不能有效治疗。若长期用导泻药，不但解决不了实际问题，反而形成药物依赖性，加重便秘的发作。针灸对本病有着良好的疗效，具有见效快，并能得到长期有效治愈。笔者经过长期的临床观察，认为只要辨证准确，治疗得当，调整不当的生活节奏，就能有效解决便秘问题。

一、辨证分型

便秘根据病因分为虚实两大类，实性便秘又分为冷秘（阴寒积滞型）、热秘、气滞便秘；虚性便秘又分为气秘（气虚型便秘）、血虚型便秘。

1. 实证

（1）冷秘（阴寒积滞型）

大便艰涩不畅，排出困难，四肢发凉，喜热怕冷，腹中冷痛，小便清长，舌淡、苔白，脉沉迟。

（2）热秘

大便干结，腹胀，口干口臭，尿赤，舌红，苔黄燥，脉滑数。

（3）气滞便秘

大便秘结，腹中胀痛，嗳气频作或喜叹气，胸胁胀满，苔黄腻，脉弦。

2. 虚秘

（1）气秘（气虚型便秘）

大便并不干硬，虽有便意，但排便困难费力，便时汗出乏力，面色苍白，神疲懒言，舌淡白，脉弱。

（2）血虚型便秘

大便秘结，面色无华，头晕目眩，心悸气短，易健忘，唇甲色淡，舌淡，脉细涩。

二、治疗

1. 基本处方

天枢、大肠俞、上巨虚、支沟、照海。

2. 配穴

冷秘配神阙（灸法）、关元（宜加灸）；热秘配合谷、曲池；气滞加中脘、太冲；气虚配足三里、气海；血虚配足三里、脾俞；病情严重者加配便秘穴点（在天枢穴外开1寸处）、腹结。

3. 操作

天枢直刺，尽量深刺，最好达到腹膜壁层；余穴常规针刺，实证用泻法，虚证用补法。一般每10分钟行针1次。

【探讨】便秘病位在肠，是六腑病之一，六腑有病首取其下合穴（上巨虚），"合治内腑"，故极效；或取腹募穴（天枢）来治疗，再加背俞穴大肠俞，天枢与大肠俞为针灸配穴经典配穴法——俞募配穴法。三穴同用可有效调节大肠腑气，腑气通畅则大肠的功能就自然得复。支沟宣统三焦气机，通泄三焦之火，是治疗便秘之特效穴，有便秘第一穴之称；照海为滋阴第一穴，具有滋阴润燥的功能，是历代所用之验穴。早在《玉龙歌》中有言："大便秘结不能通，照海分明在足中，更

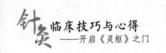

把支沟来泻动，方知妙穴有神功。"几穴同用，三焦得通，津液得下，共奏增水行舟之效。本组方治疗便秘已得到了针灸界之共识，疗效确实，有针之即效之功。

笔者曾以针灸之法治疗了大量便秘患者，通过长期的临床观察，无论近期疗效还是远期疗效都非常确切，尤其是功能性便秘，多数患者经针刺后可立即见效并能较快痊愈。即使是器质性疾病所致的便秘，如大肠癌、巨结肠等所引起的便秘也能得到有效改善，但需要积极配合治疗原发疾病。在针灸治疗的同时应适当调节生活规律，多吃新鲜蔬菜、水果，多喝水，少食辛辣肥甘之物，并加强适当的体育锻炼，养成定时排便的习惯。因针灸治疗便秘的作用确实，加之又无副作用，所以值得临床大力推广。

第二节　乳腺增生

由于现代社会快节奏的步伐，乳腺疾病越来越多，已成为影响女性身心健康的重要疾病之一。乳房的保健已引起了医疗界及女性的高度关注，如何有效解决乳腺病的问题迫在眉睫。针灸疗法对乳腺疾病的预防与治疗均有良好的作用，尤其是乳腺增生疾病，是值得研究的有效方法之一。

乳腺增生相当于中医学中的乳癖，本病多在经前、生气或劳累后乳房疼痛加重，肿块增大变硬。目前西医学对本病的病因尚不明确，主要认为与内分泌失调及精神因素有关，黄体分泌减少、雌激素相对增多是重要的原因。中医学认为本病的发生与情志内伤、脾虚痰盛、冲任不调密切相关。针灸治疗本病具有确实的作用，笔者曾以针灸之法治疗了大量相关患者，验证了其功效。具有见效快、疗程短、无副作用等优势。

一、辨证分型

根据患者的病因及病机特点，可将本病分为 3 种类型，分别是肝郁气滞型、肝肾阴虚型、冲任失调型。

1. 肝郁气滞型

乳房结块增长及疼痛与情绪有明显的关系，其疼痛可向腋下肩背放散，感胸胁胀满、胸闷不舒、急躁易怒，经行不畅，多伴紫黑有块，苔薄黄，脉弦。

2. 脾虚痰湿型

可见乳房结块，面色不华，胸闷不舒，恶心欲呕，头重身重，舌苔白腻，有齿痕，脉滑。

3. 冲任失调型

多见于已婚中年女性，乳房肿块或胀痛于经前期加重，经后缓解，伴腰酸乏力，身疲倦怠，头晕，月经失调，量少色淡，舌淡，苔白，脉沉细。

二、治疗

1. 基本处方

膻中、乳根、期门、肩井、内关。

2. 配穴

肝郁气滞者配太冲、足临泣，疏肝胆之气，解郁止痛；脾虚痰湿者配足三里、中脘、丰隆，以健脾祛湿，化痰通络；冲任失调者配关元、三阴交。

3. 操作

毫针常规刺，根据病证虚补实泻，用提插捻转手法，每次留针20～30分钟，每日1次，最好于月经前5～7天或有胀痛不舒适时开始针刺，一般至来月经或7～10次为1个疗程，一般2～3个疗程可愈。乳根向乳房基底部平刺，膻中向患侧乳房方向刺，急性病证可在肩井穴刺血，内关向曲泽方向斜刺2～3寸深。

【探讨】膻中、乳根均位于乳房局部，膻中为气会；乳根属胃经，刺之可宽胸理气，行气活血；期门邻近乳房，又为肝之募穴，有疏肝理气、化滞散结的作用，膻中、乳根、期门三穴均在乳房之周围，可以直接发挥通乳络、消痰块的功效。肩井有疏肝胆之气、解郁止痛的作用；内关有宽胸理气、通络化瘀的作用。

乳腺疾病已成为临床中的常见病、多发病，是影响现代女性身心健康的主要疾病之一，常见的乳腺疾病还有乳腺炎、乳腺增生、乳腺纤维瘤、乳腺囊肿、乳腺癌、乳腺管扩张、巨乳症等多种疾病。西医治疗对此均乏效，针灸对这类疾病均有较好疗效，对有些疾病也能有效解决，如乳腺炎、乳腺增生。有些疾病则能解除患者之痛苦，有效控制病情的发展，如乳腺癌。所有的乳腺疾病均与情绪因素有重要的关系，因此保持舒畅的心情、乐观的情绪，是解决这类疾病的必要因素。

第三节　面　瘫

面瘫是以口眼向一侧歪斜为主症的病证，中医学称之为"口眼歪斜"，俗称为"吊斜风"。本病发病率极高，可发生于任何年龄，其中以20～40岁患者为多，一般发病较急。本病相当于西医学中的周围性面神经麻痹，最常见于贝尔麻痹，本病的发生与风寒导致面神经血管痉挛，局部缺血、水肿，使面神经受压，神经营养缺乏，甚至引起神经变性有关。另外，亦有因疱疹病毒引起的非化脓性炎症所致，如亨特面瘫。

针灸在临床上主要针对的是周围性面瘫，若能正确辨证施治，合理治疗，仅用针灸疗法即可较快治愈。对于病毒所致的面瘫，针灸可作为有效的辅助手段，配合其他疗法，也能起到有效的作用。笔者在临床曾以针灸为主法治疗了数例病毒性面瘫，疗效仍然可靠，但是治疗时间较长。

针灸治疗面瘫疾病由来已久，早在《黄帝内经》中就有相关记述，如《灵枢·经筋》言："足阳明之筋……其病……卒口僻，急者目不合，热则筋纵目不开，颊筋有寒则急引颊移口，有热则筋驰纵缓不胜收，故僻。"《圣济总录》中言："足阳明手太阳二经俱受寒气，筋急引颊，令人口僻。"在《针灸甲乙经》《针灸大成》等针灸专著中均有关于针灸治疗面瘫的相关治疗经验，这是古代医家对针灸治疗面瘫实践经验的体现。现代针灸临床仍然十分常见本病，是广大患者对针灸所能认可的一个病种，因此学好本病的针灸治疗方法有利于针灸的推广。

一、辨证分型

1. 风寒型

本型多见于发病初期，面部多有受凉史，舌淡，苔薄白，脉浮紧。

2. 风热型

本型也多见于发病的初期，常伴发感冒的症状，如发热，咽痛，及耳后乳突部疼痛，舌红，苔薄黄，脉浮数。

3. 气血不足型

一般多见于疾病恢复期或病程较长的患者，多伴有肢体困倦无力，面色淡白，头晕，舌淡，苔薄，脉细弱。

二、治疗

（一）早期

急性期，一般为 1～7 天，以祛风通络为主。

1. 基本处方

合谷（健侧）、翳风、颊车、地仓、风池、颧髎。

2. 配穴

风寒加大椎（加灸）；风热加曲池；耳后疼痛者配完骨；人中沟歪斜者配水沟；鼻唇沟歪斜者配迎香；颏唇沟歪斜者配承浆；抬眉困难者配攒竹。

3. 操作

本期除了远端合谷健侧用穴外，余穴均为患侧取穴，但是患侧取穴要注意

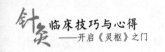

以下几点：一是要用细针，二是针刺要钱，三是刺激强度要小，四是一般不用透刺法，五是不用电针。一般留针 30 分钟左右，对于风寒者可在大椎穴加用灸法。

（二）中期

静止期，发病后 8～14 天，以疏经通络、调和气血为主。

1. 基本处方

合谷、足三里、太阳、地仓、颊车、阳白、四白。

2. 操作

配穴同上，但针刺手法要相应改变。合谷、足三里均为健侧取穴。针刺强度增强，面部穴位以透刺为主，太阳透下关，地仓、颊车互透，阳白透鱼腰，四白透颧髎。手法以平补平泻为主，并可以使用电针，留针时间在 40～60 分钟。

（三）恢复期

发病 15～30 天，以补气活血为主。

1. 基本处方

合谷、足三里、三阴交、太冲、下关、颊车、阳白、太阳。

2. 操作

在这一期，外感症状基本消失，主要以正气亏虚为主，所以在治疗时应以补虚为主，如气虚非常明显者可加用关元、气海，并加灸。针刺强度要降低，局部仍然用透刺法，针具最好以 0.28～0.30 寸为宜。局部可加用隔姜灸，远端穴位可加用温针灸，并在局部适当加用皮肤针叩刺，留针时间以 40 分钟为宜，一般以隔日 1 次治疗为宜。

（四）后遗症期

1. 患侧局部僵硬

治疗以两种方法为主：局部按摩法（整个患侧施以轻揉按摩，不可强用力，以行气血为主，时间要长，一次 30 分钟左右）；在局部僵硬部位处施以皮肤针叩刺法或三棱针点刺放血法。

2. 局部出现痉挛

此时以远端穴位配合面部双侧穴位。面部穴位以双侧搭配用穴，患侧不可用重手法，强调以远端配健侧为主。

3. 口角歪斜不愈

治以患侧透穴牵拉固定法。一般于太阳穴透刺颊车穴牵拉固定，隔日 1 次，每次 30 分钟，中病即止，不可过度。

【探讨】面瘫已是针灸界所公认的优势病种之一，针灸治疗是目前治疗本病安全有效的首选方法。但疗效的好坏相差很大，这与能否正确诊断疾病及掌握针刺细节的操作有重大关系，合理正确运用针刺方法可快速有效治愈本病。并且明确以下方面对本病的治疗有至关重要的作用。

本病治疗时间越早疗效越好，得病之后即可用针灸能治疗，但是不可强刺激，以浅针、细针为宜，在发病 7 天之内不可用电针，以免导致面痉挛的发生。在治疗前一定区分患者是周围性面瘫还是中枢性面瘫，这对治疗及预后均有重要价值，周围性面瘫患者还要注意是否是病毒所致，因病毒性的面瘫（如亨特面瘫）治疗起来较为棘手，尚需要与其他方法配合运用。在治疗时一定要根据得病时间的长短、病情之虚实及寒热情况来决定治疗方案，不可同方治疗。

第四节　痛　经

痛经又称为"经行腹痛"，是指妇女在行经周期或行经前后，以周期性小腹或腰骶部胀痛，甚则剧痛难忍为主要症状的一种妇科常见病。西医学将其分为原发性痛经和继发性痛经两大类。原发性痛经是指找不到能引起痛经这个症状的其他相关疾病，但却存在这个症状的患者，属于功能性痛经，多见于青春期女性；继发性痛经是指能够找到所引起痛经这个症状的相关疾病，又称为器质性痛经，多见于育龄期妇女。就对改善痛经症状而言，针灸对二者均有较好的疗效，尤其对原发性痛经作用更佳，无论是即时疗效还是远期效果都非常理想，只要辨证准确，均能达到治愈目的，但对继发性痛经需要找到原发疾病，要针对原发疾病进行治疗，才能有效解决。

可见针灸治疗痛经仍然是优势病种之一，治疗效果的好坏与辨证有着重要关系，因此明确辨证非常重要。

一、辨证分型

痛经属于痛证范围，中医关于痛证的辨证一般要从"不通则痛"与"不荣则痛"两个方面来考虑。凡气滞血瘀、寒凝血瘀导致胞宫气血不畅所致的痛经为实证，为不通则痛；凡气血虚弱、肾气亏虚导致胞宫失于濡养而致的痛经为虚证，为不荣则痛。

1. 实证

（1）气滞血瘀型

疼痛剧烈，腹痛拒按，以胀痛或刺痛为主，常伴有胸胁及乳房胀痛，经行不畅，多伴有色紫有块，舌有瘀斑、瘀点，脉弦或涩。

（2）寒凝血瘀型

以冷痛为主，得寒则疼痛加重，得热则疼痛缓解，经量少，色暗，苔白，脉紧或沉迟。

2. 虚证

（1）气血虚弱型

腹痛不剧烈，喜按，经色淡，伴头晕，心悸，疲乏无力，面色苍白，舌质淡，脉细。

（2）肾气亏虚型

绵绵作痛，伴腰酸、腰痛，耳鸣，月经量少质稀，舌淡，脉沉细。

二、治疗

（一）实证

1. 基本处方

中极、三阴交、地机、十七椎。

2. 配穴

气滞血瘀配太冲、血海；寒凝血瘀配归来、次髎，并加灸。

3. 操作

中极针刺时针尖宜略向下，针感要向会阴部方向传导，余穴常规刺，均用泻法，寒邪者重用灸法、疼痛严重时可用电针。

（二）虚证

1. 基本处方

关元、三阴交、足三里。

2. 配穴

气血虚弱配气海、血海、脾俞；肾气亏虚配肾俞、命门。

3. 操作

均常规刺法，补法，可加用温针灸。

【探讨】针刺治疗本病有显著的疗效，不仅能迅速止痛，且还有确实的远期疗效。在治疗时首先应分清虚实。疼痛作为痛经的主症，所以辨病之虚实，要抓住疼痛为核心而辨。以疼痛发作时间而言，痛在经前或经期为实，痛在经后为虚；以疼痛性质而言，刺痛为实，隐痛为虚；痛时拒按为实，喜按为虚。实证有寒凝和气滞的不同，治疗分别以理气化瘀、温经散寒为主。虚证有气血虚和肾虚之别，治疗分别以滋养肝肾、补气养血为主。

中极为任脉与脾、肝、肾三经之交会穴，其功效以活血化瘀为主；三阴交是足之三阴之交会，有调理肝、脾、肾的作用；地机为脾经之郄穴，脾能统血，阴经的郄穴善治血证，故本穴有理血通经止痛的作用；十七椎乃是治疗痛经之效穴，诸穴合用，以行气活血散瘀，温经散寒止痛。关元是人身补虚之要穴，有暖下焦、补肾阳、调充任之功；三阴交是妇科病之要穴，有滋养肝肾、健脾之效；足三里为足阳明之合穴，足阳明多气多血，有补气补血、健脾养胃的作用。三穴合用，以达调补肝肾、补益气血，而使疼痛自止。

针灸治疗本病还应当分清原发性痛经或继发性痛经，针刺治疗以原发性痛经为主，对继发性痛经主要以治标为主，所以在治疗前应明确诊断，对继发性痛经患者，应对原发病进行治疗。对本病针刺治疗以月经前3~7天左右开始治疗效果最佳，既有诊断疗效的作用，又能提高治疗效果，因为痛经患者的子宫内膜中前列腺素含量较正常妇女明显升高，于经前呈上升趋势，可刺激子宫肌层，使之收缩，此时针刺可抑制前列腺素的分泌，缓解子宫的痉挛性收缩，所以应当抓住治疗时机，有事半功倍之效。若在非发作期治疗，最好隔日1次，7~10日为1个疗程。一般在3个疗程左右即可达到痊愈目的。

第五节　闭　经

闭经就是指年龄超过16周岁（过去为18周岁），月经尚未来潮，或曾经有过行经又中断3个月经周期以上的病证。前者称为原发性闭经，多见于先天性疾病；后者称为继发性闭经，多见于内分泌失调性疾病。在古代中医学中又称为"女子不月""月事不来""经闭"等。

本病发病病因多较复杂，在治疗时，首先应排除先天性无子宫、无卵巢、无阴道及处女膜闭锁等器质性病变所致的闭经，这一类疾病不属于针灸所治疗的范畴。

一、辨证分型

本病之病因无非虚实的问题，虚则无月水而来，如干涸的水池，称为血枯经闭；实则管道不畅而不能顺利而下，如水道不通，称为血滞经闭。

1. 血枯经闭

表现为月经超龄未至或月经错后，经量逐渐减少，而渐至经闭。根据所致的具体病因又有气血虚弱、肾气亏虚之分。

（1）气血虚弱型

患者表现为面色萎黄，身疲肢倦，心悸气短，食少纳呆，头晕目眩，舌淡，苔薄白，脉沉细或沉缓。

（2）肝肾亏虚型

患者表现为头晕耳鸣，腰膝酸软，潮热盗汗，五心烦热，舌红或淡，少苔或燥，脉弦细。

2. 血滞经闭

表现为突然经闭，多伴有腹痛及身体沉重不适。根据所致的具体病因又有气滞血瘀、痰湿阻滞之分。

（1）气滞血瘀型

患者多为突然经闭，并见心烦易怒，胸胁胀满，少腹胀痛或刺痛，并拒按，舌暗或有瘀斑，脉沉弦或涩而有力。

（2）痰湿阻滞型

患者多表现为形体肥胖，胸满痰多，身体沉重，头晕纳呆，白带量多，苔腻，脉滑。

二、治疗

（一）血枯经闭

1. 基本处方

关元、归来、三阴交、足三里。

2. 操作

毫针常规针刺，均用补法，每日1次或隔日1次，可加用灸法。

3. 配穴

肝肾亏虚者配肝俞、肾俞、太溪；气血不足者配气海、脾俞。

（二）血滞经闭

1. 基本处方

中极、三阴交、归来、血海。

2. 配穴

气滞血瘀配太冲、合谷；痰湿阻滞配丰隆、阴陵泉。

3. 操作

毫针常规针刺，均用泻法，寒凝者可加用灸法。每日1次或隔日1次。

【探讨】虚证重在补之，根据气血及肾气亏虚分别以补之。关元为任脉与足三阴经交会穴，有温下焦、调充任、补元气之作用，其穴位近胞宫，是治疗妇科病之要穴；归来位于下腹部，具有活血养血之作用，是治疗闭经之效穴，无论虚实皆可用之；三阴交调理脾、肝、肾及冲任二脉，是妇科病之要穴，无论寒热虚实皆可用之；足三里是多气多血之胃经合穴，胃腑之下合穴，可调补脾胃以资生化之源而养血。诸穴合用，血海充盛，月事自然按时而下。

实证重在泻之，根据气郁或痰湿之癥分别以清之。中极为任脉经穴，以活血化瘀、散寒行气为特点；归来、血海以活血行气、化瘀通滞为用，并且归来处于小腹部，有直接疏调胞宫之气血的作用；三阴交有健脾化湿、调和气血的作用。诸穴合用，气血调和，冲任调达，经闭可通。

闭经原因复杂，因其病因不同，治疗疗效差异性极大，针灸所治疗的闭经仅针对功能性闭经，所以在治疗前必须明确诊断，以明确发病原因。对于先天性生殖器官异常、后天器质损伤所致的闭经，均不属于针灸之范畴。而对感受外邪、精神因素、气血虚弱而致的闭经，针刺疗效极佳。

第六节　妊娠剧吐

妊娠后由于机体发生了相应的变化，可出现了一系列的症状，可有头晕、倦怠、择食、食欲不振，轻度恶心及轻度呕吐等相关症状，这些统称为早孕反应。这些轻微的症状不影响患者的正常生活规律，但是有些患者表现非常明显，早孕反应严重，恶心呕吐频繁，不能进食，严重影响患者的身体状况，这种情况称为妊娠剧吐，在中医学中称为"妊娠恶阻"。

由于妊娠后属于特殊群体，不能随便乱用药，在历史上药物为此曾留下的悲剧还记忆犹新，治疗妊娠反应的药物反应停在历史上留下了沉痛的悲剧，1961 年"海豹儿"出现，从 1962 年 5 月至 1963 年 3 月，仅 10 个月中在西德就有 5500 名"海豹儿"出生，还有相当多的孕妇出现流产、早产和死产，在英国发现了 8000 多例。一直在警醒着人们，为医药史上沉痛之教训！针灸治疗本病既无副作用，又有很好的疗效，故值得临床推广运用。

一、辨证分型

1. 脾胃虚弱型

患者妊娠早期出现恶心，呕吐，甚则食入即吐，口淡，呕吐清涎或食物，脘

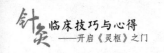

腹胀闷，头晕身疲，倦怠嗜睡。舌质淡，苔白，脉沉滑无力。

2. 肝胃不和型

患者妊娠早期出现呕吐，可见吐酸水或苦水，胸胁胀满，不思饮食，嗳气叹息，烦渴口苦。舌淡红，苔薄黄，脉弦滑。

二、治疗

1. 基本处方

足三里、内关、公孙、中脘。

2. 配穴

脾胃虚弱者配脾俞、胃俞；肝胃不和者配太冲、阳陵泉。

3. 操作

用平补平泻法，不宜用泻法也不宜用补法。补则宜致胃气上逆，泻则宜伤胎气，因此补不宜太强，泻而不可过，所以宜用平补平泻法。针刺时宜用细针，手法不可过强，针刺不宜过深，尤其是腹部中脘穴，在妊娠3个月之前可以针刺，3个月之后禁针。留针30分钟，每日或隔日1次。

【探讨】中脘是胃之募穴、腑之会，有通调腑气、和胃降逆的作用；足三里是胃腑之下合穴，有降胃气、健脾胃的作用；内关为心包经之络穴，通于三焦，有宣上导下的作用，又为八脉交会穴之一，通于阴维脉，"阴维为病苦心痛"（《难经·二十九难》），故是治疗呕吐之要穴；公孙也是络穴之一，通于胃，有健脾和胃的作用，通于冲脉，"冲脉为病，逆气里急"（《素问·骨空论篇》），内关、公孙合用是八脉交会穴之配用，诸穴配用，则和胃平冲，降逆止呕。

针刺治疗本病有较好的作用，笔者曾以本法治疗多例患者，针刺疗效均较满意，一般经3～5次的治疗即能有效改善其症状。但是孕妇是特殊群体，对于惧针、习惯性流产的孕妇慎针，对于呕吐剧烈，持续时间较长的患者，应排除葡萄胎、病毒性肝炎等病。

第七节　乳汁不足

产后乳少是指产后乳汁分泌甚少或乳汁全无，不能满足婴儿需要的病证，亦称"缺乳""乳汁不足"或"乳汁不行"。中医自古对本病就有许多优势方法，尤其针灸治疗本病，既无副作用，又有确切疗效，所以是值得推广运用的优势妙法。

哺乳期是一个特殊时期，根据患者需要照顾婴儿的情况，所以用方应对乳汁无危害才是首要的一点。针刺治疗完全符合这一特点，故本病也是针灸之优势病种。

一、辨证分型

根据病因及其临床表现，也从虚实而论，一般可分为气血不足之虚证和肝郁气滞之实证两种类型。

1. 气血虚弱型

患者表现为产后乳少，乳房无胀感，面色无华，头晕心悸，身疲纳少，舌淡，脉细弱。

2. 肝郁气滞型

患者表现为产后乳少，可见胸胁胀满，乳房胀痛，情志抑郁，善太息，舌淡，苔薄，脉弦。

二、治疗

1. 基本处方

乳根、膻中、少泽。

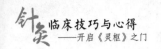

2. 配穴

气血虚弱型配足三里、脾俞、三阴交；肝郁气滞型配太冲、内关、合谷。

3. 操作

膻中向两侧乳房平刺；乳根向乳房基底部平刺；少泽穴实证加用刺血，虚证用灸法。每日1次或隔日1次，每次30～40分钟。

【探讨】膻中位于两乳之间，为气之会穴，是理气之要穴，但凡与气有关的疾病，如气虚、气滞皆能调整，有调气通乳的作用。缺乳虚实之证皆可以使用，补法则能益气养血生乳，泻法则能理气开郁通乳；乳根位于乳房之下缘，并属于多气多血的足阳明胃经，所以针刺本穴能补气养血，化生乳汁，又能行气活血，通畅乳络，所以治疗缺乳症疗效极佳；少泽穴是治疗乳汁不足公认的经验效穴，仅用本穴即能见效，针刺一穴可使许多患者能达到哺乳之需求。三穴相配，取穴少而精，疗效高，可迅速达通乳、催乳之功。本处方治疗乳汁不足已得到针灸界之共识，作者在临床以此方为基本方治疗数例患者，临床疗效确实，在临床治疗时再根据辨证调加相关穴位，无不效者。

本病辨证较为简单，要从虚实而辨。虚证如水池中无水源，干涸之池，故无乳可下。因此本型要比瘀滞型难治疗，需要时间长，重在补法，包括适当的食补法；实证如同水道堵塞难以下行，虽然水池有水，但因管道不通，故有乳难下，因此治疗重在疏通祛瘀，本型治疗见效快，很多经一次治疗即可获得显著疗效，本型注意调节情绪，保持精神愉悦，则能有效改善症状。若能辨证明确，处方得当，手法正确，则很快达到喂养需求。虽然针刺疗效好，但是本病治疗要早，时间越早，疗效越好，若超过1个月之后就会明显影响治疗效果，所以应抓住治疗时机。

第八节　牙　痛

民谣有"牙痛不算病，疼起来不要命"之说，这说明牙痛十分常见，几乎人人一生都有牙痛的经历，所以才有"不算病"之说，但疼起来可要命，这又说明给人的痛苦很大，是影响日常生活的一个重要疾病。民谣还有"牙疼方，一大筐"之说，可见治疗牙痛的方子是不少，可是管用的没有多少，如果能有一个管用的就没有这"一大筐"了，这说明缺乏有效治疗牙痛的方法。针刺治疗牙痛有着较好的疗效，很多患者经一次治疗即可疼痛即止，可见疗效非常确实。

导致牙痛的原因有很多，常见于西医学中的龋齿、牙髓炎、牙周炎，及牙槽或牙周脓肿、冠周炎、牙本质过敏等疾病，所以治疗效果差异性较大。一般针刺都有较好的疗效，不论是暂时止痛，还是长久疗效，都有满意的效果，但对某些疾病，如对龋齿性牙痛仅能暂时止痛，不能从根本上解决，需要牙科特殊处理。

一、辨证分型

针灸临床治疗牙痛时一般要以经络辨证和脏腑辨证两者相结合的方式辨证组方。经络辨证根据手足阳明经脉分别入下、上齿来辨证用穴。脏腑辨证以外感和内伤两类辨证，外感牙痛为风火牙痛；内伤牙痛分为胃火牙痛和虚火牙痛。

1. 风火牙痛

牙痛发作较急，疼痛剧烈，牙龈红肿，伴发热、口渴，遇风、热加重，舌红，苔薄黄，脉浮数。

2. 胃火牙痛

牙痛剧烈，牙龈红肿，甚至出血，遇热加剧，伴口渴，口臭，便秘，尿赤，舌红，苔黄，脉数。

3. 虚火牙痛

牙痛多表现为隐隐作痛，常是数个牙齿疼痛，疼痛时作时止，每当咀嚼食物时疼痛发作，常日久不愈，可见齿龈萎缩，常伴牙齿松动，腰膝酸软，手足心热，头晕眼花等肾阴亏虚之症，舌红，少苔或无苔，脉细数。

二、治疗

1. 基本处方

合谷、颊车、下关。

2. 配穴

风火牙痛配外关、翳风；胃火牙痛配内庭、厉兑；阴虚牙痛配太溪、行间；龋齿牙痛配偏历、阳溪；大便秘结配手三里。

3. 操作

均常规刺，疼痛严重者重用泻法，急性病可每日 1～2 次，慢性者每日 1 次。一般留针 30 分钟即可。

【探讨】合谷穴是自古治疗牙痛之效穴，是手阳明大肠经之原穴，手阳明大肠经在古代被称为"齿脉"，与牙齿联系密切，原穴多气多血，又与三焦联系密切，《难经》言："三焦者，元气之别使也。"可见原穴与三焦关系密切，牙痛的发生多与三焦之火有关，所以本穴治疗牙痛极具特效，《四总穴歌》又记载："面口合谷收。"故确有实效。颊车与下关均为足阳明胃经之穴，处于面部，既可疏泄阳明经气，又能直接疏局部之气血，颊车对下牙痛极具特效，下关穴对上牙痛极具特效。三穴合用，共达消肿止痛的作用。

牙痛是临床常见的一种多发病，并是针灸治疗的优势病种之一，若能正确施治，则能针到痛止。临证时，需要仔细辨证，灵活地将经络辨证和脏腑辨证结合起来，一般均能立起沉疴。

第九节　腰　痛

腰痛又称"腰脊痛"，是以腰部疼痛为主症的病证，常牵及背部、腿部、腹部等疼痛，是临床甚为常见的疼痛性病证。腰部为人体的杠杆和枢纽，《金匮翼》曰："盖腰者，一身之要，屈伸俯仰，无不由之。"可见腰在身体各部位运动时起枢纽作用，为日常生活和劳动中活动最多的部位之一，故腰痛疾病十分常见。西医学将本病分为明确病理形态改变的特异性腰痛（器质性腰痛）和无相关明确病理形态改变的非特异性腰痛（查不出具体病因，也称为非器质性腰痛）两大类。临床中绝大多数腰痛为后者，目前尚难以明确诊断。腰痛可见于西医学中多种疾病，常见的疾病有：急性腰痛（急性腰扭伤）、腰肌劳损、腰椎间盘突出症、腰椎椎弓峡部裂并腰椎滑脱、第三腰椎横突综合征、腰椎椎管狭窄、腰肌筋膜炎、棘上韧带损伤、棘间韧带损伤、坐骨神经痛、腰椎骨质增生、腰肌痉挛等。

目前针灸治疗腰痛是公认之优势病种，很多腰痛并有立竿见影之效，但是各种腰痛的针灸治疗效果差异性极大，有些腰痛针灸疗效非常好，有针到病除之效，如急性腰扭伤、腰肌劳损、坐骨神经痛、肌肉风湿性疾病等；对有些疾病虽然不能根本治疗，但即时止痛及长期改善与缓解症状也有确实的疗效，有些患者经针刺后，病理改变虽然存在，但是症状彻底消失，疗效长期存在，如腰椎间盘突出症、腰椎骨质增生、腰肌筋膜炎等。有些腰痛疾病，针灸可作为辅助性治疗，如盆腔疾患、内脏疾患、脊柱结核、肿瘤等疾病，以治疗原发疾病为主。所以，在治疗前应明确诊断，具体情况具体分析。

一、辨证分型

针灸治疗腰痛疗效虽然满意，但是依然需要明确辨证，方能达到确切的疗效，临床辨证时仍要以经络辨证和脏腑辨证相结合的方式。其中经络辨证是针灸的核心，腰痛的治疗非常重视经络的辨证。腰部主要以督脉和膀胱经为主，所以在腰痛治疗中以两条经脉的穴位为主，并结合"以痛为输"的取穴原则。另外还与带脉、足少阴肾经、足少阳胆经有关。

1. 寒湿腰痛

腰部冷痛，沉重不适，或拘急不能俯仰，或痛连腰骶、臀及下肢，每当受风寒及阴雨天气则诱发或加重，舌淡，苔白滑，脉沉迟。

2. 瘀血腰痛

多有久年外伤史，腰部胀痛，痛点固定不移，可有明显的压痛点，每当劳累时诱发或加重，舌质暗或有瘀斑，脉涩。

3. 肾虚腰痛

腰部隐隐作痛，缠绵难愈，腰酸膝软，痛处喜按喜揉，房事过频及劳累后，痛则加剧，身疲体倦，肢体浮肿，脉沉细。

二、治疗

1. 基本处方

委中、肾俞、大肠俞。

2. 配穴

寒湿腰痛配腰阳关、命门；瘀血腰痛配膈俞、太冲；肾阳虚腰痛配命门、关元；肾阴虚腰痛配大钟、太溪；督脉腰痛配后溪或水沟；腰痛在膀胱经脉上配昆仑或申脉；腰椎病变配夹脊；腰痛连及下肢配秩边、环跳。

3. 操作

毫针常规刺。急性腰扭伤、瘀血腰痛于委中穴、阿是穴刺血加拔火罐。寒湿腰痛、肾虚腰痛宜在腰痛部位加用艾灸。

【探讨】委中是足太阳膀胱经之合穴，是膀胱经气汇聚的地方，并是古往今来治疗腰痛之要穴、效穴，为针灸界治疗之共识，"腰背委中求"是对本穴最经典之概括。早在《素问·刺腰痛篇》有载："足太阳脉令人腰痛，引项脊尻背如重状，刺其郄中太阳正经出血。"肾俞为肾的背俞穴，"腰为肾之府"，《黄帝内经》言："腰者肾之府，转摇不能，肾将惫矣。"取之本穴，可强健腰骨，除寒祛湿。大肠俞为大肠之背俞穴，正处于腰背阳气通路之处，具有祛湿通阳的作用。（从西医学来看，本穴正处于第4腰椎处，第4腰椎部位正是腰部活动着力点。）诸穴合用，共达除寒祛湿，通络止痛之效。

针灸治疗本病有较好的疗效，功效确切可靠，疗效明显者一两次可痊愈，一般要优于其他疗法，是治疗本病值得推广的优势之法。在治疗时要注意诱发因素，注意腰部保暖，不可久坐久站，劳动时注意工作强度，平时注意节欲，这样更有助于迅速恢复，并防止复发。

第十节　落　枕

落枕又称"失枕"，系指突然发生的颈项转侧不利而言，表现为颈项部疼痛和颈部活动受限，是颈项部伤筋导致。本病的发生常与睡眠时姿势不正，或枕头高低不适，或睡眠时颈项部感受寒邪有关。轻者四五天可自愈，重者可迁延至数周，给工作、学习和生活带来极大的不便，如果频繁发作，常是颈椎病的反应。

针灸治疗落枕效果显著，一般能立针立效，多数在两次之内可愈，其功效远远优于其他疗法，是治疗本病优势之法，故值得临床推广运用。

一、辨证分型

针灸治疗本病重在辨经，疗效的好坏与辨清病在何经有直接的关系，从临床治疗来看，重视的当是经络辨证。

1. 病在督脉

痛在项部，痛点在颈项部正中线上。

2. 病在膀胱经

痛在项背部，痛点局限在后正中线附近，低头时加重。

3. 病在手太阳小肠经

痛在背外侧部，痛点局限在肩外侧，左右回顾疼痛明显。

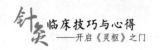
4. 病在足少阳胆经

痛在颈侧部，头部歪向患侧，压痛明显。

二、治疗

1. 基本处方

后溪、悬钟、落枕穴、阿是穴。

2. 配穴

病在督脉配大椎、水沟；病在小肠经配支正、肩外俞；病在少阳经配风池、肩井；病在膀胱经配天柱、昆仑；风寒而致者配外关、风池；气血瘀滞者配内关及局部阿是穴刺血。

3. 操作

常规刺，毫针泻法。先刺远端穴位，得气后嘱患者逐渐活动患处，当症状缓解之后再加用配穴中的局部穴位。气血瘀滞者先于阿是穴刺血拔罐再行针刺，风寒者在阿是穴加用艾灸。

【探讨】后溪为手太阳经脉之输穴，又为八脉交会穴之一，通于督脉，无论病在督脉、小肠经皆可用本穴，就是病在膀胱经脉选用本穴也有功效，手足太阳乃同名经，同名经同气相求，取用一穴能通三经；悬钟为足少阳胆经之腧穴，被称为"三阳之大络"，是治疗落枕之效验穴；落枕穴又名外劳宫，属于经外奇穴，有明显的活血通络、解痉镇痛的作用，是临床治疗落枕之特效穴；阿是穴疏通局部经络之气血。本处方远近穴位相配，取局部穴位以调局部之瘀滞，用远端穴位以通经络之气。取穴精少，功效强大，若能辨经准确，则痛随针去。

落枕发生之后，很少是单一经脉病变，往往是几条经脉相牵及，一般都会累及督脉，但是单一督脉病变更少见，说明督脉多与其他经脉合并而发生，所以在临床应当注意。对于反复落枕的患者应当仔细检查，排除颈椎病的情况，若没有颈椎病，应让患者注意睡姿及更换枕头，并注意颈部防寒保暖，以防反复发作。

第十一节　颈椎病

颈椎病主要是由于颈椎间盘退行性改变、颈椎骨质增生、连接韧带变性，造成临近神经根、脊髓、椎动脉受压而产生的一系列症状和体征的综合征，故称为"颈椎综合征"，简称颈椎病。本病在以往被认为是老年性疾病，随着现代科技的迅速发展，电脑及手机普及使用，本病发病率急剧增高，成为现代高发疾病之一，并且呈现年轻化之趋势。本病多反复发作不愈，症状因病情轻重差异较大，轻者仅表现为颈项部、后枕部、背部疼痛不适，胸痛及上肢无力，晨起后"脖子发紧""发僵"等不同症状，平时颈项部易于疲劳，不能持久伏案工作，此时症状较轻微，一般不被人们重视。随着病情的加重，可出现持续的颈、肩臂、肩胛、上背及胸前区疼痛、臂手麻木之症状。严重者可见肌肉萎缩，转头不能，眩晕欲仆，甚至可导致瘫痪，或危及生命。在西医学中根据压迫的组织和表现的症状不同，将本病分为颈型、神经根型、脊髓型、椎动脉型、交感型和混合型 6 种类型。在中医学中根据患者表现的症状不同，有"项强""颈筋急""颈肩痛""头痛""眩晕"等不同病名之称。

针对本病的治疗，目前尚无有效的疗法，因其症状多样，治疗疗效差异较大。针灸对改善患者症状有良好的作用，具有作用高、疗效快、无副作用、无耐受性等特点，是治疗本病值得推广的优势之法。

一、辨证分型

1. 风寒痹阻型

多有明确的受寒、感受湿邪之病史。表现为颈强脊痛，肩臂酸楚，颈部活动受限，重者表现为手臂麻木发冷，遇寒遇湿则加重，多伴有形寒怕冷，身体沉重，舌淡，苔白，脉弦紧。

2. 劳伤血瘀型

多有明确的外伤史，或是长期伏案工作的人员。表现为颈项、肩臂疼痛，或放射至前臂，手指麻木，每当劳累后加重，项部僵直或肿胀，活动不利，多在肩胛冈上下窝及肩峰处有压痛，舌质紫暗有瘀点，脉涩。

3. 肝肾亏虚型

颈项、肩臂疼痛，四肢麻木无力，伴头晕眼花、耳鸣、腰膝酸软、遗精、月经不调，舌红，少苔，脉细弱。

二、治疗

1. 基本处方

颈部夹脊、天柱、大椎、列缺、后溪。

2. 配穴

眩晕配百会、风池；手指麻木配外关、合谷、手三里；恶心、呕吐配内关；颈项痛配颈百劳、风池；肩背痛配肩井、天宗；风寒痹阻型配风池、风门；劳伤血瘀型配膈俞、合谷、太冲；肝肾亏虚型配足三里、肝俞、肾俞。

3. 操作

大椎穴采用合谷刺法，操作时应向上方刺；夹脊穴向颈椎斜刺，使针感向项、肩臂部传导；其他穴位常规刺。劳伤血瘀型可在大椎、阿是穴刺血加拔罐，风寒及肝肾亏虚型在颈项部加灸。轻症可隔日1次，重症可每日1～2次，10次为1个疗程。

【探讨】颈项部夹脊是一组经外奇穴，位于各颈椎棘突间隙旁开0.5寸，虽是一组经外奇穴，但对颈椎病的治疗有确实的疗效，能够直接疏通颈项部之气血，有疏通经脉、通经止痛的功效。天柱穴是足太阳膀胱经之穴，足太阳主筋所生病，其穴处于颈项部，颈项犹如擎天之柱，有祛风散寒、疏通经络、改善颈部气血的作用，正如《百症赋》所言："项强多恶风，束骨相连于天柱。"大椎为督脉与手足三阳之交会，故本穴是阳气会聚之点，针刺该穴意在调整阴阳，活血化瘀，祛邪通络，故是治疗颈项疾病之常用要穴，正如《针灸大成》所言："大椎主治肩膊拘急，颈项强不得回顾。"列缺是手太阴肺经之络穴，通于任脉，具有宣肺散邪，通调任脉之功，可治头项疼痛，早在《四总穴歌》有"头项寻列缺"之用，治疗颈项强痛。后溪是手太阳小肠经之"输穴"，《难经》言："俞主体重节痛。"手太阳小肠经脉上于颈项肩背部，故能治疗颈项肩背部疼痛。本穴又通于督脉，与督脉脉气相通，列缺通于任脉，与任脉脉气相通，两者同用，故能治疗任督二脉病，有交通二脉之阴阳的作用。所以在《千金十一穴歌》中有"胸项如有痛，后溪并列缺"之记载。

本病多属本虚标实，以气血不足、筋骨失养为本，风寒湿邪或痰瘀痹阻，经脉不通为标。所以临床以疏颈项部气血以治其标，调周身气血而治其本。本组方组合精当，天柱、大椎活血化瘀，祛邪通络，以治标为主；列缺、后溪既散邪通脉治其标，又补下清上，调和阴阳治其本；夹脊穴为局部选穴，可直接疏通颈项部之气血。几穴相合，组方精准，标本兼治。

针灸治疗颈椎病有较好的疗效，其中尤以颈型、神经根型、椎动脉型为佳，脊髓型则需要较长时间的治疗。本病容易复发，所以在治疗后，应避免长期低头或不当的工作，并注意颈项部的保暖，防止风、寒、湿之邪的侵袭。

项痛不可俯仰，刺足太阳；不可以顾，刺手太阳。齿痛，不恶清饮，取足阳明；恶清饮，取手阳明。

——《灵枢·杂病》

第六章　特色针法

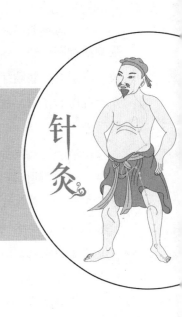

针灸

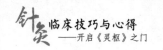

第一节　围刺法操作简单功效强

一、形成与特点

围刺法顾名思义就是在病变部位周围进行包围式针刺操作的方法，又称为围剿刺法、围针法。这一针法简单易学，临床实效性非常强，对许多疾病有显著疗效，特别对一些顽症痼疾有较好作用，笔者在临床经常用之，往往对某些疾病有立起沉疴的作用，故值得临床推广运用。围刺法是根据古代扬刺法和傍针刺法发展而来。

扬刺法为《黄帝内经》中十二节刺之一，《灵枢·官针》篇记载："扬刺者，正内一，傍内四而浮之，以治寒气之博大者也。"具体操作是在穴位正中先刺一针，然后在上下左右各浅刺一针。由于刺的部位较为分散，故称为扬刺。这一方法适于寒邪凝滞、经络气血痹阻所致的疼痛、麻木、局部肿胀，而且病变范围较大、病位较浅的疾患。由于五针同刺，治疗范围大，针感传导范围广泛，故能取得较好疗效。

傍针刺法也出于《灵枢·官针》，载曰："傍针刺者，直刺、傍刺各一，以治留痹久居者也。"具体操作是先直刺一针，再在近旁斜向加刺一针。由于正傍配合而刺，所以称为"傍针刺"。这一针法多用于病位局限、病灶较小、压痛比较明显，而且固定不移、缠绵难愈的痹证，以及某些顽固性疾病。

后世医家根据古代上述两种针法发展为今天的围刺法，但是一种既不同于扬刺法也不同于傍刺法的特殊刺法，适应证更加广泛，灵活性更大，功效更强。围刺法的操作主要有两种形式，一是多针，每一穴区或部位的针刺数，均超过四针，多则可达十几针，可增强刺激量，增加作用强度；二是以病变部位为中心，进行一层或多层包围性针刺。

二、具体操作

1. 一般围刺法

本法是最常用的一种类型，以取阿是穴为用，如各种关节的疼痛、结节、斑秃、皮炎、皮肤的凹陷处等。一般用 30 号 0.5～1.5 寸毫针，在病灶或穴区边缘针刺，针尖以 15～45°角斜向病灶中心，每针间隔距离和针刺深度应根据患者的病情、年龄、部位及体质情况而定，一般间距为 0.5～3cm 左右。这种刺法一般要在病灶中心点加刺 1～3 针，周围的针均向中心点直刺，一般需要留针 20～30分钟。

2. 双重围刺法

本法多用于面积较大的局限性皮肤病或某些局部性疮疖症。这种刺法就是以上述针刺法在病灶边缘围刺一圈之后，然后再在这一外围用相同的方法再针刺一圈。

3. 多穴围刺法

本法是取用病灶周围的穴位，如耳疾，可取用角孙、耳门、听宫、听会、浮白、头窍阴、翳风等穴，眼疾可取用睛明、鱼腰、瞳子髎、丝竹空、承泣、球后等眼睛周围的穴位，每穴一针，针尖均指向病灶区，形成一包围圈。

围刺法最适宜配合艾灸或电针同用。温针灸时将艾炷置于中心点直刺针上，或配用一般艾灸法（温和灸或雀啄灸）；电针一般选择 2～4 针加用。临床根据患者的病情选择配用电针或艾灸，则能明显加强疗效。根据病情可每日 1 次或隔日 1 次。

三、主治病证

关节扭伤及疼痛、某一部位局限性疼痛、面肌痉挛、腱鞘囊肿、股外侧皮神经炎、第三腰椎横突综合征、强直性脊柱炎、腰肌劳损、神经性皮炎、斑秃、偏头痛、乳腺增生、带状疱疹、疖肿等。

【探讨】围刺法是病灶周围数针同用，加强了病变局部的针刺范围和针刺刺激

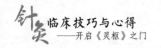

量，使针刺的感应直达病所，因而可更有效地激发经气，振奋阳气，起到舒筋活络，宣通气血，祛瘀消肿，散寒止痛的作用，从而改善局部血液循环，促进疾病痊愈。

第二节　温针灸法事半功倍

一、形成与特点

温针灸是针刺与艾灸相结合应用的一种方法，适用于既需针刺留针，又需施灸的疾病。温针之名首见于《伤寒论》中，但所记载方法不详。本法兴盛于明代，在这一时代的许多针灸书籍中都载有这一方法的具体运用，其中杨继洲所著的《针灸大成》中记载最为全面，其载曰："其法，针穴上，以香白芷作圆饼，套针上，以艾灸之，多以取效……此法行于山野贫贱之人，经络受风寒者，或有效。"自此之后，温针灸广泛用于针灸临床中，其方法既简单，又能明显提高临床疗效，是针与灸的完美结合。现代的温针灸法已不用药饼承艾，并对此有所改进，其适应证也不仅局限于风寒湿疾患，而是大大拓宽了治疗范围。

二、具体操作

将针刺入穴位得气后并给予适当补泻手法，留针时将纯净细软的艾绒捏在针尾上，或用小的艾绒柱插在针柄上。现代新兴起的帽状艾炷温针灸最为适宜，这样的艾炷主要成分为艾叶炭，其长度为 2cm，直径为 1cm，一端有小孔，点燃后可插于针柄上。因其外形像小帽，可戴于毫针上，所以称之为帽炷灸。一般距皮肤 2～3cm 左右，再从其下端点燃施灸。直待燃尽，除去灰烬，再将针取出。在施灸前先切一片 5mm 厚度的生姜片，置于针体下面，以防艾火掉落烫伤皮肤。下面不宜放置纸片等易燃物，以防艾火落下燃烧。姜片有温热的作用，将姜片温热之后可以加强其渗透性，并能发挥姜片的温热功能。临床须根据病情需求决定艾灸的多少，一般艾灸时间为 20～30 分钟。

三、主治病证

适于所有风寒湿痹证、颈肩腰腿痛、关节酸痛、久病大病之后、各种虚证、腹泻、腹痛、宫寒不孕、痛经、崩漏、寒疝、阳痿、早泄、气虚下陷之内脏脱垂等既需要针刺又需要艾灸的疾病。

四、注意事项

温针灸的艾柱一定要结实，切忌松散，以防脱落；在灸前先将鲜姜片放置于针体下，防止艾火脱落灼伤皮肤，在针体下不宜放置易燃物品作隔置；在灸时，要嘱患者不要移动肢体，以防灼伤。

【探讨】针灸包含的是两种治疗方法，分别是针刺和灸疗，两种同用则被称之为针灸。治疗时在一个穴位上既针刺又加上灸法，形成了一种新的治疗方法，称之为温针灸。温针灸作为针刺与艾灸治疗相结合的一种治疗方法，使二者的作用有机结合起来。这种治疗作用既具有艾灸温经散寒、行气通络、扶阳固脱、升阳举陷、拔毒泻热的作用，同时还具有针刺所具有的疏通经络、扶正祛邪、协调阴阳的作用。两者相结合运用既节省治疗时间，又能拓宽治疗范围，更能加强治疗功效，有事半功倍之效，所以这一疗法是临床中常用的简便易操作的有效方法。

第三节 阿是穴治疗经筋病

一、十二经筋概述

十二经筋即十二经脉之气聚结于筋肉、骨骼、关节的体系，是附属于十二经脉的筋膜系统。筋者，《说文解字》中解释为"肉之力也"，意指能产生力量的筋

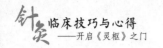

肉。经筋就是机体筋肉系统的总称，隶属于正经，是人体经络系统的重要组成部分，其循行分布范围与十二经脉大体一致，并受经脉之气血濡养，经筋按经络分布部位同样分成手足三阴三阳，各经筋之名称仍以手足三阴三阳命名，如手太阴经筋、手阳明经筋、足太阴经筋、足阳明经筋等。

（一）分布规律

1. 分布与同名经经脉基本一致

十二经筋均按手足三阴三阳的分布规律排列，其分布与十二经脉基本一致。手足三阳经的经筋分布在肢体外侧，手足三阴经分布在肢体内侧，并且进入胸腔和腹腔。

2. 均呈向心性循行

十二经筋起始于四肢末端，终止于头面或胸腹部，循行呈向心性。具体为：手三阴经筋从手走胸，手三阳经筋从手走头，足三阳经筋从足走面，足三阴经筋从足走腹。

3. 结聚于骨骼关节部，不连属于脏腑

十二经筋主要包括肌肉、肌腱、韧带、筋膜等组织，所以其循行重在四肢、关节、躯体，有的进入胸腹腔，但不像经脉那样属络脏腑。手足三阳经筋到达头目，手三阴经筋到胸膈，足三阴经筋到阴部。

（二）功能

十二经筋具有约束骨骼，屈伸关节，维持人体正常运动功能的作用。经筋系统在全身各关节部位结聚，使四肢百骸相互联系，或支撑人体得以坐立行走，或相互协调以进行人体的运动功能。《素问·痿论》曰："宗筋主束骨而利机关也。"十二经筋附着、连属于骨骼，结聚于关节，对骨骼具有约束作用，可以使机体得以保持一定的位置和姿势。在经气的调节下，阴阳经筋协同作用，刚柔并济，使关节的屈伸活动自如。

（三）常见主治病证

十二经筋与十二经脉一样，也各有其主治病证，一般对此可概括为人体肌肉的疼痛，关节屈伸不利、转筋、挛急、支撑不适、弛缓不收，口眼歪斜等疾病。

二、阿是穴治疗方法

阿是穴是以病变部位压痛点或其他反应点为穴，即无具体名称，又无固定部位，是针灸治疗经筋病证的首选，正如《灵枢·经筋》所言"以痛为腧"。其治疗方法包括以下多种。

（一）刺法

1. 刺肌肉法

《素问·调经论》言："病在肉，调之分肉。"所以本法主要用于肌肉病变引起的疼痛，如腰背部和四肢肌肉的急慢性损伤、六淫邪气侵袭经络痹阻引起的肌肉痉挛疼痛等。针刺肌肉法是将针直接刺在肌肉上或肌肉内，用于肌肉病证的治疗，本法源于《灵枢·官针》的浮刺法、齐刺法及合谷刺法。"浮刺者，旁入而浮之，以治肌急而寒者也""齐刺者，直入一，傍入二，以治寒气小泻者，或曰三刺，三刺者，治痹气小深者也""合谷刺者，左右鸡足，针于分肉之间以取肌痹，此脾之应也"。以上三法分别介绍如下。

（1）浮刺法

一种斜针浅刺法，就是用毫针沿着肌束纤维走行方向斜刺进针，用于肌肉组织的损伤，如临床中用曲池平刺向上远端治疗手阳明大肠经筋之上臂痛，是以较强的刺激手法，反复提插，具有松解粘连的作用。现代所用的刃针、滞针都是这一方法的具体运用，进针的深浅以肌肉的厚薄为准。

（2）齐刺法

在病变正中刺一针，并于两旁各刺一针，三针齐用，用于治疗寒痹证中病变较深但面积不大的疾病，这种针刺方法常用于西医学中的腰扭伤、颈椎病、肌肉

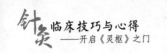

劳损、偏头痛等。此法具有宣痹止痛、活血通络之功，能起到松解、剥离、减张、减压，并且有加强刺激之用，可起标本兼治之效。这种针刺时一般需要强刺激，并适宜加用灸法。

（3）合谷刺法

一种三针并刺的方法，形状像鸡足，故又称为鸡爪刺，一般用于肌肉丰满处的病变。合谷刺为多方向的提插刺法，针在同一腧穴刺向三个不同的方向，有刺激力强、功效专一的特点，有活血、解痉、止痛的作用。如治疗梨状肌综合征、肩周炎、面肌痉挛、面瘫、乳腺增生、股外侧皮神经炎等。采用合谷刺法有取穴少、针感强、疗效快的特点。

2. 刺筋法

刺筋法是直接针刺肌腱或韧带的方法，以缓解经筋的拘紧和疼痛。刺筋法源于《灵枢·官针》的关刺法和恢刺法。"关刺者，直刺左右尽筋上，以取筋痹，慎无出血，此肝之应也""恢刺者，直刺傍之，举之前后，恢筋急，以治筋痹也"。以上两种方法分别介绍如下。

（1）关刺法

又称为渊刺、岂刺。其刺法是用毫针直接刺中肌肉、肌腱、韧带，主要用于治疗筋痹、关节酸痛、屈伸不利等。多在关节部位，如膝关节、肘关节等，多在筋的尽端。

（2）恢刺法

用毫针直刺肌腱，或从肌腱侧旁斜刺进针，直对肌腱挛缩的一种方法，一般为透刺法，能够扩大针刺的作用强度。

两种刺法主要用于肌腱、韧带和关节病变，这些均属于经筋的范围，并且关节部位均是经筋结聚之部位，根据《素问·调经论》"病在筋，调之筋"的治疗原则，治疗就应当用刺筋法。本法主要用于经筋病的治疗，如网球肘、肩周炎、膝关节疾病、腱鞘炎、跟腱炎等，有舒筋活血、疏经通络、解痉止痛的作用。

3. 刺骨法

刺骨法是将针直接刺至骨膜，用于治疗骨质病变引起的疼痛，主要用于骨痹的治疗。这一方法源于《灵枢·官针》的短刺法和输刺法。"短刺者，刺骨痹，稍摇而深之，至针骨所，以上下摩骨也""输刺者，直入直出，深内之至骨，以取骨痹"。

（1）短刺法

进针时，便摇动针柄，边逐步深入，直刺至骨，在骨膜处作上下捣动，如摩刮状。

（2）输刺法

直刺进针，深入至骨，在病变处捻转提插，得气后留针，期间行针 2～3 次，然后逐步退针。

两种方法主要用于骨病的治疗，如颈椎病、腰椎增生、跟骨骨刺、骨关节炎等，有疏通经络、活血化瘀的作用。主要以最痛点为针刺点。

4. 刺络法

刺络法就是刺脉以出血的方法，这一方法源于《灵枢·官针》的络刺法、豹文刺法和赞刺法。"络刺者，刺小络之血脉也""豹文刺者，左右前后针之，中脉为故，以取经络之血者""赞刺者，直入直出数发针而浅之出血，是谓治痈肿也"。

（1）络刺法

用毫针、三棱针点刺浅表血络以出血。

（2）豹文刺

用毫针或三棱针多刺、前后左右刺络脉以出血。

（3）赞刺法

用毫针对准痈肿部位浅刺多刺以出血。

现代常用一次性无菌注射针头、三棱针、梅花针等刺血，并加拔罐用之。临床跌打损伤、扭伤、瘀血阻滞引起的肿痛，常在痛点治之。

（二）火针法

火针法是治疗经筋病的常用方法，早在《黄帝内经》中已经非常明确地指出了治疗经筋病用火针的治疗原则。《灵枢·经筋》言："治在燔针劫刺，以知为数，以痛为输。"首先明确说明了治疗经筋病要用火针，其次是以痛点为穴位点的选穴方法。对于经筋病可以用火针选择阿是穴来治疗。火针有温通经络、活血化瘀、

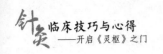

祛风散寒的治疗作用，主要用于关节部位疼痛、肩周炎、颈椎病、肱骨外上髁炎、肱骨内上髁炎、腰痛、头痛、手腕痛、足踝痛、四肢痛、筋膜炎、面瘫、痛风等。

（三）艾灸法

艾灸法是针灸临床常用要法之一，对经筋病的治疗仍然非常重要，常在病痛点施以合适的艾灸法。常用的艾灸法有艾条灸法、直接灸法、隔物灸法、温针灸法等，也常对风寒湿较重的疾病施以灸法。

（四）围刺法

围刺法就是围绕病灶点针刺的方法。这一方法来源于《灵枢·官针》的扬刺法。"扬刺者，正内一，傍内四，而浮之，以治寒气之博大者也"。其方法就是在阿是穴的中心点直刺一针，再在阿是穴的上下左右各刺一针的方法。临床根据病痛点的大小、病变部位决定针刺多少及针刺深度。这种方法有较强的疏通经络、行气活血、祛瘀散结的作用，主要用于病变较为局限的病证治疗，如腱鞘囊肿、软组织损伤、关节部位的疼痛、网球肘等。

【探讨】《灵枢·经筋》篇对经筋病的治疗已确立了基本治疗方法，指出了经筋病"以痛为腧""燔针劫刺"的治法，本部分就是以阿是穴为治疗点治疗经筋病所常用的方法。通过笔者长期的临床实践观察，这些方法治疗经筋病确有很好的实效性，很多疾病经一次治疗即可治愈，既简单，疗效又好，故值得推广运用。当然以上方法并不尽然，还有许多其他针法，如刃针、小针刀、滞针法、拔罐法、电针法、棍针、浮针、激光针、穴位注射等方法。临床根据以经络理论体系为指导，以辨证、循经、经验相结合选择最为适宜的方法合理治疗。

第四节　运动针法治疗痛证实效强

运动针法又有针刺运动疗法、动气针法之称谓，指针刺入特定穴，得气后开始行针，并同时令患者活动患处，疼痛处可缓解，此时针穴与患处之气已经相引，能达到疏导及调整平衡的作用，是近些年广为运用的一种新兴针法，是在针刺同时运动患处来治疗疾病的一种针法。本疗法适应证较广，既可用于运动系统疾患，也可用于内脏疾患和神经系统疾患，尤其是适用于各种疼痛性疾病的治疗。

这一针法较早（1975 年）见于台湾著名针灸家杨伟杰医学博士的针灸专著《针灸经纬》中，在书中被称之为"动气针法"，以后相继见于许多报道中。因其简单易操作，功效强大，所以近些年在临床中，被广泛应用，得到了针灸界的一致肯定。

一、基本特点

针刺运动疗法的选穴、配穴方法有相应特点。本法宜取穴少，尤其是一针疗法，更需要这一针法的配合运用，一针疗法若离开运动疗法则疗效会大大降低，甚至没有疗效。近些年在临床中非常推崇一针疗法，因其操作简单，痛苦小，患者易于接受，并且作用迅速，所以广泛兴起，这与运动针法的开始运用密切相关。因这一针法在针刺时必须配合患处的运动，所以施术时不应在患处取穴，故临床取穴选用远部取穴法，尤其以四肢取穴最为常用。

二、操作方法

1. 确定穴位

因为运动针法不能在局部取穴，所以应首先根据病变进行辨证，确立所取的穴位，不影响患处的活动，才能有效运用本法。

2. 针刺方法

确定穴位后，应选择合适的针具针刺。针刺得气后，嘱患者同时配合活动患处，活动强度逐渐加大，根据患者的病情轻重、体质的强弱、病程的长短决定留针时间的长短及行针次数，在每次行针时都要让患者配合患处的运动。

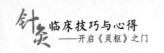

3. 验证穴位的有效性

当针刺配合患处运动之后，一般病情皆有所缓解，这表明选穴是正确的。若疗效不佳或没有疗效，应该重新考虑辨证是否正确，确定是继续留针还是重新选穴。

4. 运动方法

较常用的运动方法有主动运动和被动运动两种。主动运动是指在进行针刺时，患者能够自主运动肢体（如肩周炎，可在对侧的肢体或下肢选穴，得气后一边行针，一边让患者向不同方向活动疼痛点）；或做呼吸活动（如胸痛，当针刺得气后，一边行针一边让患者逐渐用力深呼吸运动）；或自我按摩病变部位（如头痛，当针刺得气后，一边行针一边让患者用手按揉其患处）；或运用"导引"和"意念"（可用于精神及内脏疾患）等特殊动气针法，让患者配合相关运动，以提高治疗效果。被动运动是指在进行针刺时，有操作者或其他人帮助患者做肢体运动，或采用点穴、按摩等方法配合治疗。

【探讨】运动针法简单实用，不论虚实疾患皆能运用，尤其以四肢远端特定穴最为常用，特别是肢体痛证最为适合，如头痛、颈项痛、落枕、五十肩、背痛、腰痛、胁肋痛、膝痛、手腕痛、踝痛、四肢痛等各种痛证。笔者在临床常常运用此法治疗上述疾病，验证了其可靠疗效，值得临床推广运用，临床中若能灵活运用，则能效如桴鼓。

第五节　皮肤针在皮肤病中的运用

皮肤针法是指用皮肤针叩刺人体一定部位或穴位，以防治疾病的方法。皮肤针呈小锤形，针柄长15～19cm，有弹性，一端附有莲蓬状的针盘，针盘下边镶嵌着数目不等的不锈钢短针，一般为5根或7根，前者称为梅花针，后者称七星针，所以临床上这种针法又常称之为梅花针，为丛针浅刺法之一。其操作简便易学，是临床常用的针具之一。

皮肤针法是古代"毛刺""扬刺""半刺"等传统刺法的发展。《灵枢·官针》曰："毛刺者，刺浮痹皮肤也……扬刺者，正内一，傍内四而浮之……半刺者，浅内而疾发针，无针伤肉，如拔毛状，以取皮毛，皮肤之应也。"

一、基本特点

1. 应用范围广泛

可广用于内、外、妇、儿、皮肤等各科病症，既可以治疗功能性疾病，也能治疗器质性疾病。

2. 操作手法特殊

皮肤针是一种浅刺外刺法，在手法上与操作中有其自身的特点，要求用腕力弹刺。

3. 简便安全

皮肤针仅在皮部浅刺操作即可达到治疗目的，所以不会伤及内脏与器官，具有简便安全易操作之优势。

4. 经济实惠

皮肤针具结构简单，成本低，因此非常易于临床推广运用。

二、操作方法

1. 持针法

（1）软柄皮肤针持针法

将针柄末端置于掌心，拇指居上，食指在下，其余手指呈握拳状固定针柄。要求握不能过紧或过松，过紧则使腕关节肌肉紧张，影响灵活活动，过松会使针杆左右摆动，容易引起出血。

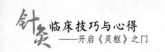
（2）硬柄皮肤针持针法

用拇指和中指夹持针柄两侧，食指置于针柄的上面，无名指和小指将针柄末端固定于大小鱼际之间，同时注意所持针的力度。

2. 叩刺方法

首先常规消毒叩刺部位。医者持针，令针头对准叩刺部位，运用腕部的弹力叩刺，反复进行，针尖与皮肤必须呈垂直接触，叩击时落针要稳准。叩刺频率不宜过快或过慢，一般每分钟叩打 70～90 次。

3. 叩刺强度

临床治疗，应根据不同病证，采用不同的刺激强度。刺激强度分轻、中、重三种，是补泻手法的具体运用。主要是用力的轻重：轻刺为补法，重刺为泻法，介于二者之间的中等刺激强度为平补平泻法。

（1）轻刺激

叩打时用力较小，局部皮肤略见潮红，隐隐出血，患者无明显的疼痛感觉。主要适宜于老年人、儿童、久病体虚、初诊患者，以及头面五官肌肉浅薄处。

（2）强刺激

叩击时用力较大，局部皮肤可见明显潮红，隐隐出血，患者有明显的疼痛感觉。适宜于年壮体强的患者，及肌肉丰厚部位。

（3）中等刺激

用力介于两者之间，局部皮肤潮红，但无出血，患者稍感疼痛。适宜于多数患者，除肌肉浅薄处，其他部位均可选用。

4. 叩刺部位

（1）循经叩刺法

沿着与疾病有关的经脉循行路线叩刺，常用于项、背、腰、骶部的督脉和足太阳膀胱经，其次是四肢肘、膝以下的三阴、三阳经。可治疗相应脏腑经络病变。

（2）穴位叩刺法

根据辨证选取相关的穴位叩刺，以背俞穴、夹脊穴或阳性反应点为常用。

（3）局部叩刺法

以局部病变叩刺为主，或在某些病变的特殊反应处（敏感点、条索状物、结节等）叩刺的一种方法。皮肤疾病以此法最为常用，也用于五官、关节、跌打损伤等疾病。在针刺时环绕局部一下接一下反复围刺，也可在局部内由外向中心呈螺旋形反复均匀散刺，反应局部或病灶较小时可固定叩刺 1~2 分钟。一般叩刺后多需要加拔火罐，这是皮肤病用得最多的一种方法。

三、注意事项

（1）现代临床中所用的多是一次性针具，专人专用，一次用毕，即可弃掉。

（2）一定做好消毒工作，当针刺部位有渗血时要用酒精棉球再次消毒，并保持局部清洁，以防感染。当叩刺传染性病灶部位或自体传染性病灶部位后的针具，不要再叩刺正常皮肤。

（3）叩刺时针尖须与叩刺部位皮肤垂直，避免斜、钩、挑，以减少疼痛。

（4）在治疗时出现晕针，应立即停止治疗，按照毫针针刺晕针法常规处理即可。

（5）局部皮肤有溃疡或破损处不宜使用皮肤针。

（6）皮肤病治疗多较缓慢，用皮肤针依然如此，需要一定的时间，所以在治疗时首先与患者沟通，嘱患者坚持，用皮肤针远期疗效较为稳定，不易复发，所以必须坚持治疗。

四、临床应用

1. 皮肤针治疗的常见皮肤病证

斑秃、牛皮癣、体癣、股癣、手足癣、湿疹、神经性皮炎、荨麻疹、黄褐斑、痤疮、带状疱疹、痈肿、酒渣鼻等。

2. 一般疗程

一般慢性皮肤病，每日或隔日治疗 1 次，10~15 次为 1 个疗程，疗程间休息7~10 天。急性皮肤病可每日治疗 1~2 次，直至症状缓解后再根据病情改为每日

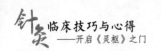

或隔日 1 次。

3. 基本方法

皮肤针治疗皮肤病时主要以局部叩刺法为主，再根据辨证配用背俞穴或相关穴位，根据不同的疾病施以不同的刺激强度或配合不同的治疗方法。如以皮肤针治疗斑秃为例：在脱发区为取穴部位，先常规消毒，用皮肤针从脱发区边缘呈螺旋状向病灶中心均匀轻轻叩刺，以局部皮肤轻度发红、有热感或微有充血为宜。隔日 1 次，或配合外涂生姜及毫针针刺法等。

4. 作用原理

中医认为皮肤病主要是因机体正气不足，风邪侵袭机体而致。因机体正气不足，气血运行受阻，皮肤就不能得到正常的濡养，外邪就易侵袭人体的外围皮肤层。皮肤针为刺血疗法中的丛刺法，用之既能刺激局部皮肤又能同时放血，刺激局部的皮肤能祛除风寒、湿毒等外邪，并促进局部的血液循环，改善了新陈代谢，提升了患处的自我修复能力。中医认为"治风先行血，血行风自灭"，皮肤针叩刺局部出血，故而到达了治风行血的目的。

【探讨】皮肤针是针灸医学重要组成部分，对许多疾病具有独特的疗效，尤其在皮肤病中更具特效，对某些皮肤病有特效作用，若能正确运用本疗法，可使一些顽癣痼疾很快痊愈。笔者在临床中常以皮肤针为主，再根据不同的皮肤疾病，配合其他方法，如针刺、艾灸、拔火罐相结合的方法，治疗大量皮肤疾病患者，获效理想，不仅功效迅速，更有稳定的长期疗效，所以推荐运用本法治疗相关皮肤疾病，尤其是上述列举的皮肤疾病均有特效作用。

第六节　腹针补虚疗效好

新中国建立后，党和国家非常重视中医药的发展，因此针灸也得以复兴，各种新针法也如雨后春笋般发展起来，出现了众多的新兴针法，如埋线疗法、腕踝针、眼针、舌针、头皮针、小针刀、浮针、腹针、面针、脐针等多种针法，各种针法都有其各自的特点，在某些方面具有独到的疗效，在临床中发挥出了各自优势特色。

腹针是其中值得推广的一种重要针法，腹针疗法是以神阙调控系统理论为核心，以脏腑、经络学说和中医基础理论为底蕴，通过刺激腹部穴位调节脏腑失衡来治疗全身疾病的一个微针系统。这一疗法是由薄智云教授在传统针法的基础上，经过多年实践总结归纳出来的新疗法。

一、基本特点

腹针疗法是以神阙调控系统为核心，认为人之先天，从无形的精气到胚胎的形成，完全依赖于神阙系统。神阙系统是形成于胚胎期的人体调控系统，是人体最早的调控系统和经络系统的母系统，具有向全身输布气血的功能与机体宏观调控系统的作用。

腹针针刺是以选用较细的针具为用，一般选择直径为 0.28mm 的毫针，施术要轻、缓，针刺深度一般较浅，留针时间较长，留针时多施加灸。

二、适应证

腹针是以调整脏腑的功能来治疗全身疾病的一种方法，因此，腹针的治疗是以调动与调节人体的内脏功能为目的。一般而言，腹针的适应证为内因性疾病，即以内伤性疾病或久病及里的疑难病、慢性病为主要的适应证。

三、临床应用

1. 天地针

处方：中脘、关元。

方义：中脘为天，关元为地。中脘是胃之募穴，胃与脾相表里，有水谷之海之称。关元是小肠的募穴，别名丹田，有培肾固本、补气回阳的作用。

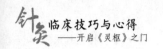

2. 引气归元

处方：中脘、下脘、气海、关元。

方义：中脘、下脘有理中焦、调升降的作用。气海为元气所生之处，关元为元气所聚之处，有培肾固本、调理元气的作用。

【探讨】上述两组处方是腹针的核心处方，多数疾病以此为基础方，然后辨证配穴。腹针疗法提出"调理脏腑入手，兼顾经脉局部"的原则，强调先调脏腑以产生气血，再调经络以输布气血，然后调局部以使用气血，可见腹针主要以调气血为用而产生治疗作用，因此腹针疗法最适宜于气血不足的虚证，所有慢性疾病、气血不足的患者皆适宜用腹针来调整。笔者经常以腹针治疗气血不足的患者，尤其是中年女性，用之有确切作用，不论即时之效还是远期疗效均较满意。

腹部为五脏六腑之主要居所，腹针疗法直接在腹部施术治疗内脏疾病或久病及里的慢性全身性疾病，具有脏腑最集中、经脉最多、途径最短等特点。通关针刺腹部相关穴位，可起到调和五脏六腑的作用。腹针的治疗方法与操作中也处处显示治疗虚证的特点，腹针一般选用的是细针，并且提倡久留，不要求有任何的针感，一般多配用艾灸法，所有这些都是治疗虚证的方法，再加上特殊固定补虚处方，用于机体的虚证有特殊的作用。

第七节　腕踝针治疗急性腰扭伤

腕踝针疗法是一种根据病证的不同部位而在腕、踝部选取相应刺激点，施行皮下平刺术治疗疾病的一种疗法。该法于 20 世纪 70 年代初由上海第二军医大学附属医院工作者创立，目前已是针灸临床中常用的重要方法之一。该疗法目前被广泛用于急症、痛证及疑难杂症，尤其是各种痛证疗效极为满意，在临床中取得了较好疗效。笔者在临床中经常用此方法治疗急性腰扭伤，治疗效果既快又好，患者痛苦又小，操作简单，故非常值得临床推广运用。

一、处方

踝上6区、5区、4区。

二、操作方法

腰部正中扭伤取6区，两侧扭伤取5区，牵及下肢取4区。单侧痛针一侧区，双侧痛针两侧区。用1.5寸30号毫针，刺手拇、食指持针，避开血管，对准进针点速刺皮后将针平放，紧贴皮肤表面向上进针，然后顺势将针沿皮下推入直至针根部。进针过程中应以针下松软，无阻滞感，也无酸麻胀等得气感，进针部位在肢体活动时无疼痛或不适感为准。如果有疼痛、针感或不适感出现，应反复调试进针深度，直至无感觉为止，一般留针30分钟。在留针期间嘱患者活动腰部。也可以久留针，即当针调试好后，让患者下地尝试行走，若针刺部位无疼痛，则用胶布将针柄固定于皮肤上。留针期间埋针处不要沾水，以防感染。如果因活动太多埋针处有疼痛感，让患者随时取出针具。若情况正常，嘱患者在24小时后至就诊处将针取出。

【探讨】腕踝针的特点简单易行，安全无痛，适应范围较为广泛，尤其对以痛为主的病证，疗效显著而迅速。笔者将此治疗方法运用到治疗急性腰扭伤，有着其他方法无可比拟之优势。首先，这一方法痛苦小，患者易于接受，腕踝针进针一般应不痛，当进针痛时要调针，以不痛为宜。其次，腕踝针操作简单，具有现成的固定处方，有较强的复制性，只要确定了病痛点部位，即可直接针刺对应区，具有易学易用的特点。再次，疗效快捷，只要操作方法得当，选对了针刺区，即可发挥疗效，正如《黄帝内经》所云"如风之吹云"。最后，腕踝针能减少患者的就诊时间，若正常留针不能彻底治疗，还可以久留针，这样既加强了作用强度，又能减少患者反复就诊的时间。临床长期的运用实践证明，腕踝针治疗急性腰扭伤具有独到的作用，值得临床进一步推广运用。

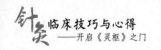
第八节　舌针治疗失语

舌针是依据舌与五脏六腑的经络联系，在舌的特定部位进行针刺，达到调理脏腑经络气血，治疗疾病的一种针刺方法。

一、操作方法

（1）在针刺前先要消毒，一般可给予患者 3%过氧化氢或 1/5000 高锰酸钾液漱口，以清洁口腔。

（2）刺舌面穴位时，患者自然伸舌于口外，刺舌底穴位时，患者将舌卷起，舌尖抵住上门齿，将舌固定或将舌尖向上翻卷，用上下门齿夹住舌，使舌固定；亦可由操作者的左手垫纱布敷料，固定舌体于口外，进行针刺。

（3）进针时一般为快速进针法，进针深度在 1 寸左右。

（4）也常用点刺法、舌穴刺血法。一般用 26 号 1.5 寸毫针，在选定的穴位上快速点刺放血。根据患者的体质及病情决定刺血量的多少。尤其金津、玉液两穴主要以点刺出血为主。

二、注意事项

（1）一定要做好口腔的消毒，以防感染，有严重的口腔疾患、自发性出血或凝血机制障碍的患者，以及体弱急重病患者，不宜针刺。高血压危象、心肌梗死、心力衰竭的患者也不宜用舌针治疗。

（2）对于急危重患者，病情稳定后才能用舌针治疗，一般以卧位操作为宜，以减少晕针的发生。

（3）舌针操作用针不宜过粗，针刺不宜过深，出血不宜过多。

三、适应证

舌针的适应证较为广泛，遍及内、外、妇、儿、五官等疾病。不仅治疗功能性疾病，而且对某些器质性疾病也具有很好的功效。舌针对于预防和消除运动性疲劳，增强心肺功能和运动能力有较好的作用。尤其对失语性疾病最具特效，是治疗失语性疾病优势方法之一。

四、治疗中风失语

1. 处方

金津、玉液、海泉、聚泉、中矩、心穴、脾穴。

2. 定位

（1）海泉：在金津、玉液 2 穴连线中点。

（2）聚泉：舌面正中央。

（3）中矩：舌上抬，在舌底与齿龈交界处。

（4）心穴：舌尖部。

（5）脾穴：胃穴（舌面中央，心穴后 1 寸）旁开 4 分。

3. 操作

选用 28～30 号 1.5 寸毫针，先由金津、玉液两穴刺向舌根部，重者则从海泉穴刺入，针深 1 寸左右，轻度捻转，以患者舌部出现酸麻胀感为宜，不留针；再从舌面正中的聚泉穴向舌根部刺入 0.3～0.5 寸，施以轻度捻转手法；最后再以 28～30 号 1.5 寸的毫针分别快速针刺中矩、心穴、脾穴，进针 1.2 寸左右，拇指向右大幅度捻转 12 次，以出现舌体抽动为佳，然后出针。以上操作每日 1 次，10～12 次为 1 个疗程，每个疗程间休息 3～5 天。

【探讨】舌针治疗失语性疾病具有特效作用，其治疗功效已得到针灸界公认，明显优于其他针刺方法的治疗。这是因为舌针直接刺激舌体，舌是重要的构音器

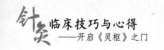
官、用舌针能直接改善舌体局部血液循环，增加舌体的灵活性。还因为舌与心、脾、肾、肝等脏腑联系密切，舌针针刺能够疏通经络、调畅气血，通过改善机体的气血运行而使舌体更好地得到气血濡养，故能有效恢复其语言功能。用舌针治疗中风失语的同时还能有效地治疗中风所带来的舌歪、舌体僵硬、舌体萎缩、饮水呛咳、口腔开合不利等系列中风导致的症状。

第九节　火针疗法在痛证及皮肤病中的运用

火针疗法是指利用一种特殊料质（钨合金、钨锰合金、钛铬合金等）制成的粗细不等的针具，将针在火上烧红后，迅速刺入人体一定穴位和部位的治疗方法，又称为燔针、烧针、武针、淬针、大针、白针、煨针等。火针集针刺激发经气和艾灸温阳散寒的功效于一身，具有温壮阳气、生肌敛疮、散寒除湿、祛风止痒、祛瘀除腐、散结消肿、缓急止痛、清热解毒的作用。

火针疗法起源甚早，与其他针刺法一样，在《黄帝内经》中早有记载。当时被称为燔针、焠刺。《灵枢·官针》云：“凡刺有九，以应九变……九曰焠刺。”《灵枢·经筋》中言：“治在燔针劫刺也。”而对火针针具的记述见于《灵枢·九针十二原》中：“九曰大针，长四寸……大针者，尖如挺，针锋微圆……”

火针治疗病种极为广泛，可涉及内、外、妇、儿、皮肤、五官等各科疾病，是临床重要针法之一。笔者在临床中亦将火针作为必要针法之一，既用于常见病，也用于疑难疾病，往往能立起沉疴，发挥殊效。火针疗法笔者最常用于疼痛性疾病和皮肤科疾病的治疗，与其他疗法有效配合运用，在临床中对一些束手无策的疾病也能迎刃而解，发挥出卓著的疗效。

一、火针治疗痛证

疼痛是临床常见症状之一，古人有“不通则痛”之说。《素问·举痛论》中论述了14种疼痛，其中有13种是由寒邪所引起，仅有一种是热邪导致。《素问·举痛论》言："寒气客于脉外，则脉寒，脉寒则缩蜷，缩蜷则脉绌急，脉绌急外引小络，故猝然而痛，得炅则痛立止。"炅是火光及热的意思，指疼痛得到温热可以缓解，而火针正是一种有形无迹的热力，得其经脉，鼓动人体阳热之气，祛散寒邪，脉络和调，则疼痛自止。

1. 三叉神经痛

主穴：扳机点。

配穴：第 1 支痛配丝竹空、攒竹、鱼腰；第 2 支痛配迎香、地仓；第 3 支痛配地仓、承浆。

方法：面部针刺应用细的火针，并注意其深度，扳机点处一般针刺 2～3 下，再根据患病支配穴，作用疗效非常好。笔者曾以火针为主法治疗数例三叉神经痛，取效满意，许多患者经 1 次火针治疗就能使疼痛明显缓解。用火针既可温通经脉，又可以引火外发，通经活络。以火针刺激疼痛触发点可使局部经脉通畅，气血运行，从而缓解疼痛。

2. 痛经

主穴：关元、中极、次髎。

配穴：寒湿凝滞配中脘、腰阳关、命门；气滞血瘀配太冲、血海、肝俞；气血不足配气海、足三里、三阴交。

方法：火针对原发性痛经有较好的疗效，尤其是寒性痛经作用最好，仅以火针即可较快治愈。治疗以月经前 3～5 天开始治疗为佳，一般需要 3 个月经周期治疗而达痊愈。火针温热刺激穴位，激发经络之气，可达调和阴阳、疏通瘀滞、温煦冲任、温补肝肾，使气血运行通畅，故"通则不痛"。

3. 头痛

处方：阿是穴。

配穴：头顶痛配百会；前头痛配头维；偏头痛配风池；风寒配外关。

方法：头痛以火针治疗时仍以阿是穴为主，针刺时应将所刺部位的头发分开，要掌握好针刺深度，以免刺到骨膜，如有流血让其自然出尽，不必止血。急性头痛每日 1 次，慢性头痛隔日 1 次。

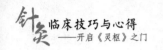

4. 痛风

处方：阿是穴。

方法：火针治疗痛风缓解疼痛的作用非常迅速，是目前治疗本病较为可靠的方法，一般 1～2 次的治疗即可获得显著疗效。在治疗时每穴点需要点刺 3 下，一定针刺到最痛处，疗效才能满意，尽量让点刺部位出血。轻症每周 1～2 次，重症隔日 1 次。火针治疗痛风一是能够起到放血排毒、将尿酸盐排出的作用，二是起到改善血液循环的作用，由此达到活血化瘀、疏经通络、消肿止痛的功效。

5. 足跟痛

处方：阿是穴（局部压痛点）。

方法：本病火针治疗既简单，疗效又好，一般 1～3 次即可痊愈。用中粗火针针刺压痛点，一个压痛点一般针刺 2～3 下，深度在 0.3～0.5 寸，每隔 5 天治疗 1 次。火针局部针刺，具有温通经络、祛风除湿、活血止痛的功效。用之能够迅速消除或改善局部组织的水肿、充血、粘连等病理变化，促进慢性炎症的吸收，因此对消除足跟痛有显著疗效。

6. 慢性软组织损伤

处方：阿是穴。

方法：本病是临床常见的一类损伤性疾病，是以皮下浅、深筋膜，肌肉、肌腱、腱鞘、韧带、关节囊、滑膜囊、周围神经血管等组织的病理损害。火针是治疗这类疾病的有效方法。根据病变部位选择中粗，或细火针点刺阿是穴，每穴点刺 3 下。隔日 1 次，5～7 天为 1 个疗程。火针针刺局部，能迅速消除或改善局部组织水肿、充血、渗出、粘连等病理变化，从而加快循环，使代谢旺盛，使受损的组织和神经重新修复。

7. 颈椎病

处方：阿是穴（颈项部及上肢部压痛点）、颈夹脊穴。

方法：以中粗火针点刺压痛点，根据肌肉厚度针刺 0.3～0.5 寸深，隔日治疗 1 次，10 次为 1 个疗程，1～2 个疗程症状基本能消失。利用火针温热的作用，刺激颈肩部穴位，激发经气，调节脏腑，起到温经散寒、活血通络、强筋壮骨的作用。

8. 肩周炎

处方：阿是穴（肩关节周围明显的压痛点）及肩髃、肩髎、肩贞、肩前、肩井、天宗相关穴位。

方法：火针治疗肩周炎具有疗程短、疗效快、作用强、简单实用等优点，无论早期还是粘连后，皆是有效的方法。首先点刺阿是穴（压痛点），再根据疼痛部位配合上述经穴 2～3 个。针刺深度根据部位而定，一般每穴 1～2 针，隔日 1 次，5 次为 1 个疗程。火针能够温通经络，散寒祛湿，疏通经气，使局部组织的微循环得以改善，从而起到消肿止痛、滑利关节之效，使疾病得愈。

9. 网球肘

处方：阿是穴（局部压痛点）。

方法：一定找准明显压痛点，用中粗火针在其痛点点刺 2～3 下。本病主要是因肘部气血不通，筋失濡润而致，针刺火针有温通经脉，活血疏筋的作用，故疼痛即愈。

10. 膝痛

处方：阿是穴（膝关节周围压痛点）、内膝眼、犊鼻、鹤顶、梁丘、血海。

方法：用中粗或细火针点刺阿是穴及内外膝眼穴，再根据疼痛部位配用相关穴位，隔日 1 次，10 次为 1 个疗程。火针能温通经脉，鼓动正气以达祛风、散寒、除湿之功效。笔者曾以火针治疗数例较为顽固的膝痛患者（包括西医学中的骨性关节炎、半月板损伤、滑囊炎、胫骨平台炎等），疗效非常确实，能让患者基本消除疼痛或疼痛完全消失。

11. 脐周痛

处方：天枢。

12. 少腹痛

处方：关元、中极。

13. 胃痛

中脘、足三里、建里、梁门。

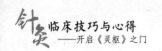

二、火针治疗皮肤病

皮肤病是临床常见病，并且治疗较为棘手，无论中西医都是难治性疾病，所以在临床有"外不治癣"之说，特别是顽癣更难治疗。笔者在临床中自引用火针治疗皮肤病以来，获得显著疗效，火针疗法是治疗皮肤病的有效手段，故将临床之法所用介绍如下。

1. 扁平疣

火针独具特效，针到病除。较小的扁平疣用细火针浅刺一下即可；较大的扁平疣用火针鸡足刺，从三面向疣的基底部刺入；特别大的扁平疣要以梅花刺的方法，先在疣的中央直刺一针至根部，然后再将火针从四面向疣的基底部各刺 1 针。

2. 寻常疣（刺猴）

火针是既简单又可靠的好方法。根据疣体的大小选用单头火针或多头火针，直接刺入疣体中心点，疣体小者刺 1 针即可，疣体较大的可刺数针。先刺母猴（最早出现的），再刺子猴（后出现的），每周治疗 1 次，1 周后无脱落再行第 2 次治疗。

3. 鸡眼

若针刺正确，一般 1 次可愈。根据鸡眼大小选择细火针或中粗火针，对准鸡眼中心坚硬处直刺，刺入根底部，当针下有落空感或有少量白色分泌物出现时即可出针。

4. 毛细血管瘤、乳房纤维瘤

采用围刺法，将火针向基底部多向透刺或做环形焠刺，一般隔 3 日或 1 周治疗 1 次。

5. 脂肪瘤

用粗火针采用围刺法，在脂肪瘤上、下、左、右各刺 1 针，针尖朝向脂肪瘤基底部，出针后将脂肪瘤中的囊液挤净。

6. 痤疮

处方：痤疮中心、大椎、身柱。

配穴：肺经风热配少商、尺泽、风门；湿热蕴结配足三里、三阴交、阴陵泉；痰湿瘀滞配丰隆、阴陵泉。

痤疮局部针刺宜浅，针刺后将脓与血排净，肢体穴位根据部位决定针刺深度。一般 1 周 1 次，3 次为 1 个疗程。

7. 老年斑

根据老年斑的大小选择不同的针具。当老年斑较小时（直径小于 1mm）用平头火针；当老年斑较大时（直径大于 5mm）用火铍针；介于二者之间（直径在 1～5mm）时用三头火针即可。

一般 1～2 次即能治愈，对于较多的患者，可以分批治疗。治疗时针具不能烧红，以温热为度，去掉色素层即可，防止过深，以免遗留瘢痕。迅速准确地点刺，一般治疗后 7～15 天可结痂，须让其自行脱落，不可抠掉。针后患处 1 周不能见水。

8. 雀斑

根据雀斑的大小选用平头火针或三头火针，方法及注意事项同老年斑的针刺。切记不要使用过热针，不可深刺，以防遗留瘢痕。

9. 黑痣

用平头火针点刺顶端和周围，1 周 2 次，一般 3 次左右即可开始脱落。

10. 胎记

用细火针在病区范围内隔 1cm 左右间距针刺，同时在背部找反应点（黑点、红点或褐色痣），用一次性无菌针头刺破，加拔罐 10 分钟，每周 1 次。

11. 湿疹

先于皮损区周边围刺一周（每隔 1～2cm 一针），再点刺各个丘疹及水疱。隔日治疗 1 次，5 次为 1 个疗程，每疗程间休息 5～7 天。

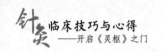

12. 神经性皮炎

用细火针在皮损区针刺，每针间距 1cm 左右，由皮损区边缘向中心垂直迅速点刺。每 3～5 天治疗 1 次，5 次为 1 个疗程。

13. 斑秃

处方：阿是穴、肝俞、肾俞。

方法：阿是穴用三头火针，以速刺法从脱发区边缘向脱发中心密刺（每隔 1～2cm 左右），肝俞、肾俞用中粗单头火针点刺。每周 2 次，连用 10 次基本恢复。

14. 带状疱疹

处方：带状疱疹皮损处及带状疱疹周围。

方法：先用细火针在病灶区域围刺一周，然后用中粗火针速刺疱疹，以刺穿疱疹，放出疱液为度，最后再在皮损上加拔火罐 10～15 分钟。

15. 牛皮癣

处方：阿是穴、曲池、阳溪、血海、膈俞、足三里、肺俞。

配穴：肝郁化火配行间、侠溪、太冲；风湿蕴肤配阴陵泉、丰隆、太白；血虚风燥配膈俞、阴郄、三阴交。

方法：阿是穴以中粗火针密刺法，以达皮损基底部为度，一般深约 0.3～0.5 寸，然后再加拔火罐 10～15 分钟，余穴用细火针浅刺 1～3 下，一般深约 0.1～0.2 寸。每周 2 次，10 次为 1 个疗程。

16. 白癜风

处方：阿是穴（皮损处）、侠白、肺俞、白癜风穴（在手掌中指末节指横纹中点与中冲穴连线的中下 1/3 交界处）。

配穴：肝郁气滞配太冲、期门、膻中；肝肾不足配肾俞、肝俞、足三里；气滞血瘀配膈俞、合谷、太冲；气血失和配足三里、三阴交。

方法：根据病损区大小，选用中粗火针或细火针浅刺，在病损区施以密刺法，以针刺点均匀、局部皮肤潮红为度，根据病损区部位决定针刺深度。每周治疗 1 次，5～7 次为 1 个疗程，每个疗程间休息 15 天，一般 2～3 个疗程就能明显收效。

火针在中医理论中占有重要地位，历代都有所发挥及运用，近代临床对此也有较大的发展与扩大。以上疾病笔者在临床中经常用火针来治疗，均能获得显著疗效。

第十节　浮针疗法在颈肩腰腿痛中的运用

浮针疗法是利用特制针具并以特殊针刺法治疗疾病，以局部病症为基准，在病痛周围（而不是在病痛局部）的皮下疏松结缔组织中进行针刺，针尖对准病灶操作的一种新型针刺方法。因其针刺有别于传统的针刺方法，只在皮下，像是漂浮在肌肉的上层，故名浮针。

本疗法是由著名针灸家符中华教授于 1997 年提出并运用的，因其具有简单易学、操作无痛、疗效强、作用广等优势特点，故在临床中被迅速推广，并得到了针灸界的一致肯定。

浮针疗法治证广泛，尤其在治疗痛证方面更有优势，特别是局限性疼痛的治疗更具特效。局限性疼痛是浮针治疗之优势病种，笔者在临床中常将此法用于颈肩腰腿痛的治疗，获效显著，兹将运用浮针治疗这一类疾病的经验与读者交流如下。

一、疗效特点

（1）通过临床实践疗效来看，本疗法作用确实，并且简单易学，值得在基层临床大力推广。

（2）本疗法主要治疗各种疾病（如头痛、网球肘、膝痛、踝关节扭伤、腕管综合征、急性腰扭伤、带状疱疹后遗症、痛经、胆囊炎等）引起的疼痛，对酸、麻木、胀等症状也有较好的作用。

（3）对疼痛性疾病有速效的作用，有针到即可收效的作用特点。对某些痛证扫散完毕，即能达到疼痛消失的治疗目的。

（4）急性病及疼痛剧烈、局限的疾病作用疗效好。急性病一般每天 1 次，多数在 3 次之内痊愈；一般慢性疼痛可隔日 1 次，治疗次数常在 5 次以上，对于麻木及酸胀类疾病需要治疗的次数往往更多。

二、操作特点

1. 按病位点选择进针点

浮针操作首先应准确确定病痛点，以病变点（痛点）所在位置来决定进针点。

2. 在病灶周围（病痛的上下左右）进针

浮针疗法不能从病痛点进针，针具也不能达到病痛点，针尖与病灶应保持一定距离（一般是在痛点周围 6～8cm 处确定进针点），只作用于病灶的周围。

3. 皮下浅刺

浮针只能在皮下疏松结缔组织中，不能深入肌层中。

4. 不要求酸、麻、胀、重、沉之得气感

因浮针在疏松结缔组织中，因此针刺时不要求得气（酸、麻、胀、痛针感），若在针刺时出现上述表现，说明针刺操作错误。

5. 针尖必须直对病灶

浮针在针刺时，针尖必须对准病灶，不能偏斜，亦不能越过关节（进针点与病痛之间不要有关节），否则影响疗效甚或没有疗效。

6. 扫散

扫散是浮针所特有的手法，并是取得疗效的关键一环。当进针完毕，以进针点为支点，手握针座，使针体呈扇形左右摇摆反复针刺，一般需要反复扫散 3～5 分钟，有些疾病常需要 10 余分钟的扫散操作，对于个别顽固疾病扫散常超过 20 分钟后，会获得显著疗效，笔者在临床实际操作中，有些患者常常需要 10 多分钟

的扫散而获得显著疗效，因此可见疗效的好坏与扫散有重要的关系。

7. 留针时间长

浮针需要留针是这一针法的一大特点，一般要求留针在 12～24 小时，甚至更长，冬季可延长达 48 小时，这是浮针疗效稳定的重要因素。

三、操作方法

1. 明确痛点

首先明确病痛点，确定病痛点的具体位置，这是浮针操作的首要内容。确定病痛点以确定进针的位置和进针方向，当病痛点范围较大时，要以最痛点为准。当病痛点位置较深，尤其是在关节里面的时候，要反复活动其患处，以使痛点明确。当非疼痛性疾病时，以病变部位为准。

2. 确定进针点

当确定了病痛点之后，就需要确定进针点。进针点一般是以病痛点为前提的，其进针点一般在距离痛点 6～10cm 处，针尖与痛点的距离多保持在 2cm 左右，针尖不能到达病痛点。但在进针时要注意以下几点：① 避开皮肤上的伤口、瘢痕、结节等；② 避开浅表的血管，以防出血；③ 针具不要横跨关节，并且尽量避免隔着关节。

3. 合理进行针刺操作

（1）进针方法

针体与皮肤呈 15°～30° 角左右刺入，用力要适中，透皮速度要快，刺入 5mm 略达肌层即可。

（2）扫散针刺

用拇指、食指及中指三指拿捏针座，轻轻提拉，使针身离开肌层，退于皮下，或者左手拇指、食指与中指提起皮肤少许平刺于皮下进针。确保浮针针尖在浅筋膜层，单用右手，沿皮下向前推进，推进时可见皮肤呈线状隆起，若遇血管或纤维，略微改变针尖的方向避开，再向下推进。在运针过程中，始终感觉针体无阻力，轻松易推进，达到一定深度后，开始有效扫散。（扫散具体操作见操作特点中扫散部分。）

浮针的操作若能掌握了以上操作特点及操作方法，也就掌握了浮针治疗的核心。

四、颈肩腰腿痛的浮针治疗

1. 肱骨外上髁炎（网球肘）

体位：坐位或卧位，肘关节屈曲，置于桌面或床面。

方法：① 当疼痛位于肱骨外上髁偏上方时，一般要从上臂向肘部进针；② 当疼痛点位于偏下方时，一般多从前臂向肘部进针。

本病浮针治疗疗效满意，注意在扫散治疗时应尽量达到压痛症状明显缓解或完全消失时才能发挥出应有的疗效。一般多在 3 次左右而达到症状消失。笔者在临床中多配合火针治疗，效果更佳。

2. 肱骨内上髁炎（高尔夫球肘）

体位：坐位，将上肢旋前或旋后位；或侧卧位，患肢在上。

方法：同肱骨外上髁炎。

3. 手腕痛（腕管综合征）

体位：坐位或卧位，将前臂置于桌面或床面，根据疼痛部位使掌心或掌背向上。

方法：本病仅能从前臂内侧向腕部进针。

本病治疗一般较慢，多需要 5 次左右的针刺，在治疗期间或治疗后一定注意局部的休息及局部保暖。

4. 桡骨茎突狭窄性腱鞘炎

体位：立掌，桡侧朝上，将前臂置于桌面或床面。

方法：一般从前臂桡侧向茎突部进针，但当痛点处于茎突前方时，也可以用小号针从第 1 掌骨部向茎突部进针，也可以从尺侧向痛点横刺或斜刺。

这一病症在临床还较为常见，一般方法处理较为棘手，用本法治疗效果多较满意，尤其当疼痛处于茎突后方者，疗效最好。若在茎突前方者，配合刺血或火针治疗效果满意。

5. 急性腰扭伤

体位：多以俯卧位为常用。

方法：① 一般在扭伤之患侧横行进针，根据痛点的位置可选择痛点外侧或内侧，也可以在不影响腰部活动的情况下，从上向下进针；② 若两侧均痛时可两侧同时分别治疗；③ 当痛点有多个部位时，可先治疗最痛点，再根据疗效依次处理相应之痛点。

本疗法治疗急性腰扭伤方面具有确实的疗效，具有见效快、痛苦小、疗效高之优势。若处理得当，一般经 1～3 次治疗即可痊愈。

6. 慢性腰肌劳损

体位：以俯卧位最为常用。

方法：进针点根据疼痛部位选择从上或左、右进针，并以脊柱同侧为进针部位。当痛点面积较大时，可同时选择几个进针点；当痛点较多时，先选择最痛点，然后根据缓解情况依次治疗。

本病用浮针治疗一般多较满意，若操作得当，一次即可见到显著疗效，尤其当痛点非常明显时，疗效更佳，对痛点不明显者可同时配合其他疗法，注意腰部保暖，可加用艾灸或刺血等相关疗法，注意减少腰部的劳损。

7. 骶髂关节扭伤

体位：以俯卧位为用。

方法：一般多从患侧向中线进针，当痛点较为广泛时可选择多个进针点同时治疗。

本病用浮针治疗疗效满意，一般经 1～3 次治疗可明显缓解或痊愈，值得临床推广。

8. 尾骨痛

体位：以俯卧位为用。

方法：一般选择从骶部向尾骨部进针，若当骶尾部肿胀、瘀血明显时，可根据情况从臀部向尾骨部进针。

尾骨部的疼痛常因妇科炎症性疾病及占位性疾病导致，所以临床治疗时应注意排除。原发性尾骨痛用浮针治疗疗效满意。

9. 臀部肌筋膜痛

体位：以俯卧位为常用。

方法：① 当臀部内侧痛时：一般从外侧进针；② 若当上部疼痛时：多从下、左或右侧进针；③ 若疼痛在外侧时：一般从内、上方进针；④ 若合并有腰痛，一般从同侧向脊柱方向进针。

本病选择浮针治疗疗效满意，无论是近期疗效还是远期疗效均有确切的稳定性，值得临床推广。

10. 膝痛

体位：根据进针部位可采用坐位或仰卧位。

方法：根据病痛点位置的高低，进针选择从大腿向下或者从小腿向上进针。根据病痛部位，选择从腿外侧、内侧或者正中央进针。当病痛面积较大时，为了加强疗效，也可以选择上下同时多针进针。

膝痛的病因有很多，如临床常见的有韧带损伤、胫骨内髁炎、髌下脂肪垫劳损、髌骨软化症、胫骨粗隆骨骺炎、半月板损伤、膝关节骨性关节炎、膝部滑囊炎等疾病，所以临床疗效差别很大。在临床治疗时应首先明确诊断，告知患者的疗效性，并根据相关疾病配合其他疗法，注意膝部保暖和劳损。

12. 踝关节扭伤

体位：采以卧位或坐位。

方法：一般从小腿部向踝部进针，针尖向下，直对痛点。如果当痛点处于内外踝下方或前下方时，可从足背向踝部进针。

本病用浮针治疗疗效满意，尤其是急性损伤疗效最佳，有治疗疗效迅速的特点，在治疗时若配合刺血治疗效果更好，对慢性损伤以梅花针叩刺也能明显加强疗效。

13. 落枕

体位：取坐位或卧位。

方法：① 当疼痛处于颈后部或颈侧部（斜方肌或肩胛提肌）时，一般从颈背部进针，针尖向上或从肩井部向颈部斜刺；② 当疼痛点处于颈前部时不易进针，进针困难，针刺疗效欠佳；③ 当疼痛面积较大或痛点较多时，要以痛点最为明显的部位为进针点，或几针并用。

14. 颈椎病

体位：根据取穴的部位选择坐位或俯卧位。

方法：① 当疼痛点在颈项部位置时：一般从下向上进针；② 若当疼痛点在背部时：一般用横刺法，在患侧向脊柱方向进针；③ 若当疼痛在肩部时：一般在上肢远端向近心端进针；④ 若以眩晕为主症时：一般从上位胸椎两侧向头颈部进针；⑤ 当表现为上肢麻木时：一般先在颈部治疗，然后根据麻木的部位选择从上肢的远端向近心端或由近心端向远心端进针。

浮针对颈椎病引起的疼痛有起效迅速的作用，对其他伴随症状，如肢体麻木、头晕、耳鸣、恶心也有很好的疗效。尤其对颈型、神经根型及椎动脉型疗效最为满意，顽固者可配合其他疗法同用。

第十一节　头针疗法治疗中风

头针，又称头皮针，是指沿皮透刺头发覆盖区内的经络腧穴以治疗疾病的针刺方法，是当代针灸临床的一个新兴针法。我国针灸工作者在 20 世纪 50 年代初至 70 年代，通过反复临床实践总结及经验积累，形成了头针疗法。因头针具有较好的疗效，研究者众多，产生了不同的流派。最早的当属于焦氏（焦顺发）头针，后来相继有方氏（方云鹏）头针、汤氏（汤颂廷）头针、朱氏（朱明清）头针。为了适应国际头针疗法的推广和交流，促进头针疗法进一步发展，中国针灸学会结合古代透刺穴位的方法，按分区定经，经上选穴，拟定了《中国头皮针施术部位标准化方案》，该方案于 1984 年在世界卫生组织西太区的一次穴名工作会议上正式通过。

头针最早是以治疗中风、瘫痪等脑血管疾病获得显著疗效后才被进一步研究发展起来的一种针法。目前本疗法仍以治疗脑源性疾病为主，笔者在近年临床中，结合临床经验运用头针治疗中风，取得了较好疗效。

一、处方

健侧顶颞前斜线（前神聪至悬厘）、顶颞后斜线（百会至曲鬓）、顶中线（百会至前顶）。

二、操作方法

常规消毒，在顶颞前斜线、顶颞后斜线的上 1/3 和中 2/5、下 2/5，从上至下分别刺 3 针（三段接力刺法），顶中线针刺 1 针，针尖与头皮呈 30° 左右夹角，快速刺入头皮下，当针尖抵达帽状腱膜下层，将针与头皮平行刺入 1～1.5 寸左右，得气后快速连续捻转（220 次/分左右）。一般留针 30 分钟，或根据情况适当延长留针时间，每隔 5 分钟行针 1 次，每次行针 2～3 分钟，在行针的同时配合患侧肢体的运动，每日 1 次，10 次为 1 个疗程。

三、临床体会

（1）病程越短，疗效越好（在 3 个月之内效果最好）；病程越长（一般超过 6 个月疗效就会明显下降），疗效越差。因此早期及时治疗，是治疗本病的一个重要先决条件。刚开始效果不明显，当治疗半个月后效果明显；当治疗 1 个月后疗效开始渐缓。所以在用头针治疗时配合体针治疗疗效才会更加满意，笔者在临床施治时常规配用体针同用。

（2）病灶大小与病情程度和疗效成正比。病灶小，病情则轻；病灶越大，病情就越重。病灶小，疗效好且快；病灶越大，疗效越差越慢。

（3）疗效的好坏还与发病年龄及发病次数有密切的关系。发病年龄越大，疗效就相对越差，一般初次发病比复发的患者易治，复发的次数越多，治疗效果就越差。

（4）一般来说，病变在枕叶和顶叶者病情就比较轻，也相对来说易治；脑出血、颞叶和额叶梗死就比较难治。

（5）在治疗时，根据患者实际情况，留针时间可以适当延长，对病程时间长、病情顽固、痉挛性的患者最好延长留针时间，一般可在 1 个小时左右，最长可达 1～2 天。一般来说，留针时间越长，疗效越好。

（6）头针所达到的针刺深度必须在第 4 层的疏松结缔组织中，针体在这一层时，指下不紧不松，不仅可运针自如，还可增强针感，减少患者痛觉，提高疗效。若针体不在这一层，疗效明显不佳。在针刺时为便于达到这一层深度，在快速进针后，其针身必须与头皮呈 15～30°角。

（7）在头针治疗同时，配合肢体功能锻炼非常重要。若患者能自主运动，操作者每次行针时应嘱患者最大限度地活动患侧肢体。若患者不能自主运动，应帮助患者做各种被动运动，以做各关节屈伸、旋转、内收、外展等活动，以采取这种运动针法促进气血运行，加强疗效。并能防止肌肉、骨骼、关节等产生废用性萎缩。在平时也应强调患者的功能康复锻炼，其与获得疗效的好坏有重要关系。

【探讨】中医学认为：头是人体全身经络最密集的部位，《灵枢·邪气脏腑病形》记载："十二经脉，三百六十五络，其血气皆上于面而走空窍。"《难经·七十四难》也有"人头者，诸阳之会也"之记载。本病病位在脑，十二经脉均与头部有联系，膀胱经、三焦经、胆经、心经、肝经和奇经八脉中的督脉、阳跷脉、阳维脉等皆上于头、入脑、交巅顶，与脑有属络关系，头穴与肢体及脏腑之精气密切相关。所以针刺头针，主要通过刺激大脑皮质相应部位的经络穴位影响全身，改善脑部血液循环，增加脑血流量，从而改善肢体的运动和感觉功能，达到治疗目的。头针对中风病证的功能康复有着确实的作用，具有取穴少、疗效高、作用快等优势特点。其治疗理论方面既符合古代中医学的思想，又符合西医学理论，既有其合理性、科学性，更具有实用性，是临床治疗中风的一种有效途径。

盛则泻之，虚则补之，热则疾之，寒则留之，陷下则灸之，不盛不虚以经取之。

——《灵枢·经脉》

第七章　疑难病针灸治疗心得

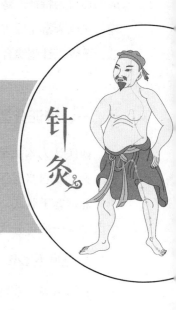

针灸

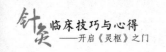
第一节　白癜风

白癜风是一种常见的多发性色素性皮肤病。该病以局部或泛发性色素脱失形成的白斑为特征，是一种获得性、局限性或泛发性的皮肤色素脱失症，严重影响容貌，是临床常见疑难疾病。易诊断，难治疗，多迁延难愈，目前尚无有效的治疗方法。笔者以针刺综合性方法治疗白癜风取得了很好的疗效，现将经验介绍如下。

一、辨证分型

西医认为本病是一种局限性色素代谢障碍疾病，发病原因有遗传、自身免疫和黑素细胞自身破坏等因素。中医认为多因七情内伤，肝气郁结，气机不畅，复感风邪，客于肌肤，致气血失和，血不荣肤而成。中医学又称为"白驳风"。根据中医辨证一般可分为以下 3 种类型。

1. 气血不足型

白斑多发于头面和四肢，呈乳白色，边界清楚，形态不规则，皮损处无痛无痒，发展缓慢，多伴有神疲乏力，头晕目眩，面色不荣等虚弱征象，舌淡，脉细弱无力。

2. 瘀血阻滞型

病程长，白斑呈乳白色，多较局限固定，皮损多为地图形或斑块状，其中心多有褐色斑点或斑片，进展缓慢，亦可发生在外伤的部位上。皮损处可略有轻微疼痛，多伴有大便干结，胸胁胀满，口苦咽干，急躁易怒等症状，舌紫暗或有瘀斑瘀点，苔薄白或白腻，脉弦或涩。

3. 肝肾不足型

一般多有家族史，皮损一般静止而较稳定，斑色纯白，边缘清楚，多伴有头晕耳鸣，腰膝酸软，五心烦热等症，舌质红或淡，少苔，脉沉细。

二、治疗方法

（一）刺血方法

处方一：阿是穴。

操作：常规消毒皮肤，用一次性梅花针从患部边缘向中心叩刺，叩刺力度以患者能够耐受为度，叩至皮肤潮红隐隐出血为度。隔日治疗 1 次，10 次为 1 个疗程，若未愈者间隔 5 日再行第 2 个疗程治疗，直至痊愈。这一方法适合病变较小，并且病损不在面部的患者。

处方二：八髎穴和膀胱经。

操作：常规消毒，用梅花针以中度刺激手法循经叩刺背腰部的膀胱经和八髎穴，以皮肤潮红为度，再加用火罐，留罐 5～10 分钟。隔日治疗 1 次，10 次为 1 个疗程。这一方法适于病在面部及全身泛发性患者。

（二）火针方法

处方：阿是穴。

操作：常规消毒，根据病变部位选择粗细不同的火针速刺病灶中心及边缘处，一般采用浅刺密刺法。每周 1 次，6 次为 1 个疗程，休息 15 日再行下一疗程，直到痊愈为止。

（三）毫针方法

处方：阿是穴、曲池、血海、三阴交。

配穴：肝郁气滞型配合谷、太冲、膈俞；气血失和型配足三里、脾俞、太渊；肝肾不足型配肝俞、肾俞、太溪。

操作：阿是穴操作是治疗本病的重要方法，用 1 寸毫针在每个病灶周围行毛刺法（浅刺 1 分左右），每隔 1cm 左右 1 针，余穴常规刺。每日或隔日 1 次，每次留针 30～40 分钟，15 次为 1 个疗程，每个疗程间休息 5 日再行下个疗程，直到痊

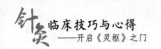
愈为止。

（四）艾灸法

处方：阿是穴、侠白。

操作：一般先于阿是穴叩刺之后，再行艾条灸，每次 15～20 分钟左右，再用艾条灸侠白穴，每侧 20～30 分钟。在面部有白斑者仅在侠白和其他部位艾灸，不在面部施灸。

三、典型病案

患者，男性，18 岁，于双腋窝部及项部出现白斑已有数月，刚开始未在意，在洗澡时无意中被发现，分别于当地县人民医院和市医院皮肤科就诊，均诊断为白癜风，涂以药物及口服药物，治疗未效而来诊。查见舌质红，苔薄白，脉弦。诊为气滞血瘀，气血失和，肌肤失养而致，以调和气血，荣养肌肤为要。

治法：先于患处行梅花针叩刺法，并于患处施灸，加配侠白穴艾灸，隔日 1 次。阿是穴火针治疗，每周 1 次。阿是穴围刺法，隔日 1 次。梅花针叩刺配艾灸治疗 21 次，阿是穴围刺法 28 次，火针治疗 9 次，症状全部消失，患者至今治疗已有 10 余年，完全正常。

四、结语

本病一般方法治疗困难，多难以奏效，药物疗效低，服用时间长，副作用大，患者难以坚持治疗。通过针灸治疗本病疗效较为确切，并避免了副作用，现代针灸临床已有越来越多的相关报道，故是值得研究的一项治疗措施。笔者在临床常以多种手段相配合的方法来对此治疗，具有简、便、廉、验的优势特性。临床根据患者的不同情况，灵活采取适宜的方法，一般均会获得显著疗效。但本病是易诊断、难治疗的疾病，治疗时间较长，所以在治疗时应嘱患者坚持持续治疗，方能获得最终的治疗效果。

本病在西医中病因不够明确，治疗疗效也不能确定，属于皮肤之顽疾，但是用中医手段却能获得显著疗效，尤其在针灸方面更具效速而无副作用，由此证明了针灸之神奇性和实效性。

第二节　眼睑下垂

眼睑下垂看似不是大病，临床对此却难以治疗，并给患者带来严重的生活不便，并且影响美观。患者表现为上眼睑部分或全部下垂，轻者遮盖部分瞳孔，重者遮盖全部瞳孔。笔者在临床中曾以针刺法治疗几例相关患者，临床疗效明显。

一、典型病案

患者，女性，51 岁。患者于 8 年前无明显诱因出现右眼睑下垂，继而逐渐波及左眼睑，病情进展缓慢，曾于当地医院数次就诊，未查明原因，后于省级医院诊断为慢性进行性眼外肌麻痹，服用三磷酸腺苷、加兰他敏等药物治疗数年，未见疗效，感觉症状渐继加重。现两眼睑下垂，每当劳累、熬夜后明显加重，休息后缓解，晨起暮重，影响视觉，视物时表现为仰头、眉毛高耸、额部皱纹加深姿态，舌淡，苔薄白，脉细弱。

诊断：上睑下垂（慢性进行性眼外肌麻痹）。

处方：申脉、液门、足三里、太溪、阳白透鱼腰、睛明、攒竹透鱼腰、眉冲透攒竹、印堂透山根、脾俞、中脘、气海、关元。

操作：每次留针 35 分钟，每日或隔日 1 次，10 次为 1 个疗程，每个疗程间休息 5 天再行下一疗程，共治疗 3 个疗程，而获痊愈。

二、疾病分析

眼睑下垂病情多较复杂，其原发病多见于疑难性疾病，在西医学中分为先天性和后天性两大类。先天性眼睑下垂多属于动眼神经上睑提肌分支，或动眼神经

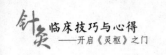
核发育不全所致，具有遗传性，一般需要手术治疗。后天性眼睑下垂病因比较复杂，常见于重症肌无力、慢性进行性眼外肌麻痹、甲亢性眼肌病、颅内动脉瘤压迫性眼睑下垂、眼睑膜退行性变、脑梗死后睑下垂、糖尿病性动眼神经麻痹、眼外伤、癔症性眼睑下垂等。

本病在中医学中称为"上胞下垂""睑废"，其主要病机在于脾胃功能虚弱、气血亏虚、睑部失容而致。

【探讨】本病以气血虚弱为主因，气虚不能升提，血虚不能养筋，肌肉纵缓不收，治以健脾益气、补气升阳、活血通络为要。

《灵枢·经筋》曰："足太阳之筋……其支者，为目上纲。"足太阳经筋分支形成了上眼睑。因此上眼睑之病变应为足太阳膀胱经之经筋病，治疗应以调理足太阳为要。申脉、攒竹、眉冲、睛明均为足太阳膀胱经脉之穴，申脉又是八脉交会穴之一，通阳跷，阳跷上于眼睑，司眼睑之开合；睛明、攒竹与眉冲均处于局部，既能调理太阳经脉之气血又能改善局部血液循环，升举下陷之肌肉，所以是治疗之主穴。

脾为后天之本，气血生化之源，主肌肉，故脾虚是本病病机关键，针刺脾俞、足三里、中脘有健脾益气、补益气血、强壮身体的作用。肾主一身之阴阳，为先天之本，主一身之元气，若肾气亏虚，则中气亦虚，无力升举而致病，故选取关元、太溪。诸穴配用可以起到疏经通络、健脾补肾、益气补中的作用，故能针到病除，取得显著疗效。

三、结语

西医治疗本病多为对症治疗，难以奏效，而针刺治疗若能辨证准确，则会疗效满意，笔者在临床以针刺法曾治疗数例相关患者，取效明显。同时笔者查看了针刺治疗本病的近现代医案，治疗原则主要以补气健脾为主，却忽视了经脉循行治疗，这是疗效欠佳的原因。古人已对眼睑的归属非常明确，"太阳为目上纲，阳明为目下纲"，也就是说上眼睑归属于足太阳，下眼睑归属于足阳明，若上下眼睑有病，则分别是足太阳和足阳明的问题，对此着手治疗才能得到有效解决。古代医家是非常严谨的，人身各个部位在经络中都有所归属，无论是在内的脏腑组织还是外在器官及皮毛都与经络密不可分，用针灸治病，不可忽视最基本最核心的经络系统。本病的治疗既要疏通经络还要调气血健脾肾，从两方面有效的结合，则能速愈。

第三节　糖尿病

糖尿病即为中医学中的消渴症，患病人群乃由过去的老年发展为现代的青中年，成为现代高发普遍性疾病。目前医学尚无有效方法根治本病，疾病缠绵难愈，危害极大，故在临床有"不死癌症"之称，其危害性可见一斑，是影响现代人类身心健康的重要疾病之一。

针灸治疗糖尿病一般被认为仅是一个辅助手段，但是从历代针灸临床实践来看，针灸一直在被广泛运用，并且起到有效的治疗作用。针灸治疗糖尿病，对于早、中期患者有着极好的效果，合理有效地针刺治疗，不仅能使患者的症状较快缓解，防止并发症的产生，而且还能使许多患者彻底停药，临床症状消失，血糖值恢复正常。对于病程长、病情重的患者，配合中西药物合理治疗，也能起到良好作用。笔者在临床以针刺法治疗多例早、中、晚期不同程度的糖尿病患者，疗效满意，通过无副作用的针刺研究治疗本病有重要价值，值得临床进一步研究推广。

一、辨证要点

主症：多饮，多食，多尿，形体逐渐消瘦，或尿有甜味。

1. 上消证（属于肺燥）

口渴多饮，口干舌燥，尿频量多，舌边尖红，苔薄黄，脉洪数。

2. 中消证（属于胃热）

多食易饥，形体消瘦，大便干燥，苔黄，脉滑实有力。

3. 下消证（属于肾虚）

尿频量多，浑浊如脂膏，或尿甜，口干舌燥，舌红，脉细数。

二、治疗方法

1. 基本处方

中脘、足三里、手三里、阳池、养老、胃脘下俞、三阴交、太溪、脾俞。

2. 辨证加减

上消配肺俞、鱼际；中消配胃俞、内庭；下消配肾俞、关元；便秘配天枢、支沟；腹泻配天枢、上巨虚；肌肤瘙痒配曲池、血海；眼病配睛明、光明；阴痒配蠡沟；肝郁配太冲；痰多配丰隆；下肢疼痛或麻木配阳陵泉、解溪；上肢疼痛麻木配合谷、曲池。

3. 操作方法

诸穴常规刺，每次留针 30～40 分钟，15 次为 1 个疗程，前两个疗程每日 1 次，两个疗程后隔日 1 次，根据治疗情况决定治疗时间的长短，当病情稳定后，再调为每周 2～3 次巩固疗效。

三、典型病案

患者，男性，47 岁，糖尿病史 2 年，一直服用降糖药物治疗，血糖控制不稳定，忽高忽低，因担心药物副作用及寻求有效的治疗方法，故来就诊。来诊前 1 天未服用降糖药物，检查空腹血糖为 11.8mmol/L，尿糖（＋＋＋）。现患者感体倦乏力、口渴、口干，易饥善食，舌质红，苔薄黄，脉弦细。

西医诊断：糖尿病。

中医诊断：消渴（辨证肝脾阴虚，郁热内生）。

处方一：足三里、中脘、阳池、三阴交、太冲、气海。

处方二：养老、胃脘下俞、太溪、脾俞、内庭、肝俞。

操作：两组处方交替运用，共治疗 4 个疗程，诸症消失，病情稳定，空腹血糖稳定于 5mmol/L 左右，空腹尿糖（−），随访 2 年，一切正常。

注意事项：首先嘱患者合理膳食，以清淡粗粮为主，戒烟戒酒，加强合理的持续运动，保证良好的睡眠。尤其让患者始终如一的坚持运动。

【探讨】糖尿病在中医学中记述甚早，最早见于古典医学专著《黄帝内经》中，时称为消渴，也有消中、肺消、脾消、消瘅等不同名称之记载，后在中医学中一直被称为消渴，在《针灸甲乙经》《备急千金要方》《针灸大成》等专著中均有详细治疗记载。中医学认为，本病归属于"消渴"，主症为三多，即多饮、多食、多尿。根据其主症区分三消：以口渴为主称为上消，归属肺燥；以善饥多食为主称为中消，归属胃热；以多尿如脂称为下消，归属肾虚。三者亦可同时并存。本病相关脏腑主要为肺、脾、肾及三焦，其中又以脾、肾为主，所以临床治疗应以此为要。阳池为三焦之原穴，有补元气、通三焦的作用，对本病有着非常重要的作用，是笔者治疗本病必用之穴。中脘、足三里、脾俞、三阴交以健脾和胃为用，提高脾的功能，加强脾之运化的能力。养老穴是治疗本病经验穴，作用确实，在民间有专用本穴来治疗糖尿病的效用，笔者通过临床试验发现，本穴确有调节血糖的作用，其机制尚不明确。胃脘下俞又被称为胰俞，直接疏调胰脏，恢复胰腺的功能。太溪、气海分别补肾气和补元气，以治其本。太冲、内庭、肝俞清郁热而治其标。

四、结语

本病初期多以热邪伤津，阴虚燥热为主。口渴、多食是本病早期最典型也是最主要的症状，热邪耗伤肺阴、脾阴，津液不能上呈则见口渴。热邪不仅能伤津，还可使胃火炽盛，引起多食善饥。尿糖增高是因脾虚水谷不得充分运化直接下流膀胱，多尿乃肾气不能固摄的结果。本病到了中期，由于阴损、气随阴伤，因此常以气阴两伤为特点，由于气虚之因，气滞而使血络瘀阻，此时病情进一步发展，会使某些并发症出现。到了晚期，脏腑功能出现衰退，机体功能严重下降，气血亏虚现象非常明显，因此晚期糖尿病病机极为复杂，治疗十分棘手，应该坚持持续合理，分期分段的有序治疗。

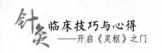

本病的治疗与调整生活结构十分重要，因此合理的生活起居对本病有至关重要的作用。以清淡粗粮为主，不吸烟、不喝酒，饮食不可过饱，尤其是晚餐，达七分饱即可；做到有规律的起居，早睡早起，不熬夜，不赖床；持之以恒合理的体育锻炼，锻炼合理有序，循序渐进，既不过劳也不安逸，要采用适合自己的锻炼方式，不可过求；保持良好的情绪，放松心情。做好这些，对本病的治疗有重要的价值。

第四节　坐骨神经痛

坐骨神经痛是临床非常常见的病症，多因其他疾病压迫坐骨神经而引起相关症状，临床可见沿着坐骨神经循行（腰、臀、大腿后侧、小腿后外侧及足外侧）以放射性疼痛为主要症状。通常分为根性坐骨神经痛和干性坐骨神经痛两种，临床以根性坐骨神经痛为主。根性坐骨神经痛的病位在椎管内脊神经根处，常继发于腰椎管狭窄、腰椎间盘突出症、脊柱炎、脊柱裂（结核）等。干性坐骨神经痛的病变部位在椎管外，常见于髋关节炎、骶髂关节炎、臀部损伤、盆腔炎及肿物、梨状肌综合征等病。

西医治疗本病尚依赖于消炎镇痛药，不但疗效欠佳，而且还具有较为明显的副作用，因此多使患者迁延不愈或反复发作。针刺治疗本病有极佳的疗效，笔者在长期的临床中对其进行总结，采用四联疗法，获得了良好的治疗效果，具有见效快、适应证广、疗效稳定的特点。

一、辨证分型

针灸辨证分型主要根据疼痛放射的路线来区分。

1. 足太阳膀胱经型

沿着大腿及小腿后缘疼痛一直放射到足踝、足背、足趾的为足太阳膀胱经型，此型多见于西医中的干性坐骨神经痛，这一型针刺疗效非常好，见效快，许多患者经 1～3 次的治疗就能获得显著疗效。

2. 足少阳胆经型

沿着大腿后缘及小腿的外侧，疼痛一直放射到足踝、足背、足趾的为足少阳胆经型，此型多见于西医中的根性坐骨神经痛，这一型治疗效果一般要慢于干性坐骨神经痛，治疗相对缓慢，但有些患者效果也非常好。

二、治疗方法

（一）一联·刺血

1. 足太阳膀胱经型

处方：委中、阿是穴、秩边。

2. 足少阳胆经型

处方：委中、阿是穴、阳陵泉、悬钟。

（二）二联·刮痧

1. 足太阳膀胱经型

自跟腱后缘向委中穴逆经而刮，一般需要 5～10 分钟即可。

2. 足少阳胆经型

自外踝上缘向阳陵泉穴逆经而刮，一般需要 5～10 分钟即可。

（三）三联·悬三针

处方：悬钟、悬钟外开 1 寸、悬钟内开 1 寸。

操作：用 3～4 寸毫针依次针刺悬钟、悬钟穴外开 1 寸及悬钟内开 1 寸处各 1 针，针刺得气后施以强刺激，以患者耐受为度，不留针或留针 5 分钟左右即可。

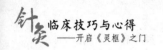

（四）四联·辨证取穴

1. 足太阳膀胱经型

处方：后溪、腕骨、束骨。

操作：后溪及腕骨均为健侧取穴，当针刺得气后，医者一边行针一边嘱患者活动患侧，再取患侧的束骨，两边再同时行针，然后留针20～30分钟，每分钟行针1次。

2. 足少阳胆经型

处方：支沟、外关、足临泣。

操作：支沟及外关均为健侧取穴，当针刺得气后，医者一边行针一边嘱患者活动患侧，再取患侧的足临泣，两边再同时行针，然后留针15～20分钟，每5分钟行针1次。

【探讨】以上四种方法称为四联疗法，一般四种方法先后同用，每日1次或隔日1次，重病急性发作时每日1次，慢性轻症隔日1次，也可以每日两种方法交替使用。一般先刺血，再刮痧，继而用悬三针，最后以辨证远端取穴而收其功。这种方法具有操作简单、疗效高的特点，一般经一次治疗即可获得显著疗效，尤其对于急性、病情较重的病证作用更加明显，是非常有效的方法。因为痛证皆为实证，尤其是急性疼痛较重的患者，更是以实证为主，刺血及刮痧均为有效的泻法，"宛陈则除之"，有瘀者则清除瘀血，瘀血祛才能疏通经络。根据病变的经络再刮痧，以通经络为用，逆经而刮依然为泻法之用，加强了祛除瘀血，通畅经络的作用。悬钟在《针灸甲乙经》中被称为三阳之大络，有通调足之三阳的作用，依次内外1寸各一穴，这3个穴点正是腕踝针的下4、5、6区，三区均是用于调理下肢疾病，腕踝针不行针，久留针，在这里正好相反，要用长针、强刺激、短时间留针或不留针，以使病变局部之瘀滞得到有效解决。最后辨证归经，采用远端健侧取穴与患侧相牵引的方法，以通其经络，调其气血而治本。

笔者在临床以此种治疗方法治疗百余例患者，疗效非常明显，多数患者经一次治疗即能获效，一般3～5次的治疗症状基本消失。

三、典型病案

患者，女性，48 岁，腰痛伴左下肢胀痛及麻木 20 余天。患者发病后曾口服药物、贴附膏药及他处行针灸治疗，效不显，疼痛依然，晚上疼痛难以入眠，白天不能活动，活动严重受限，疼痛难忍，有家属搀扶来诊。其疼痛自臀部沿着股后向小腿放射，腰部在腰 4、腰 5 及骶 1 有压痛，曾在医院 CT 检查见腰 3～骶 1 均有不同程度的突出。

西医诊断：干性坐骨神经痛。

中医诊断：足太阳膀胱经型坐骨神经痛。

治疗：即按上述方法处理，当治疗完毕后，患者即感觉症状缓解一半，自己能够较为顺利地行走。第 2 日复诊时已能自己独立而来，经 3 次治疗，症状基本消失。

第五节　下肢静脉曲张

下肢静脉曲张是指下肢表浅静脉的曲张交错结聚成团块状的病变，常见于小腿，表现为静脉明显扩张，隆起弯曲，状如蚯蚓聚结，表面呈青蓝色，质地柔软或因发炎后变成硬结。西医主要以手术治疗为主，曾被称为"普外科三大手术"之一。由此可见，本病十分常见，也表明临床尚无更好的方法。由于本病目前主要以手术治疗为主，手术治疗痛苦大，费用高，复发率也高，所以限制了临床治疗，致使许多患者长期带病，直到发生并发症之后才开始治疗，实属可惜。针刺治疗本病有极佳的疗效，近几年，针刺疗法治疗本病运用广泛，取得了显著疗效，已有大量的临床相关文献报道，尤其是早期及时治疗，仅几次就可以将其症状消失，笔者在临床以针刺法治疗 60 余例患者，确有良好疗效。

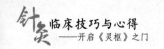
一、典型病案

患者，男性，34 岁，双下肢静脉曲张 10 余年，以左侧为重。可见小腿后面静脉迂曲隆起，高出皮肤，当劳累后感觉双下肢沉重不适，尤其以左下肢明显，当站立剧烈运动时，其症状明显。舌质瘀暗，脉沉。曾到当地医院就诊，建议手术治疗，未采纳，后服用中药汤剂治疗一段时间，未见明显疗效，故停用来诊。

西医诊断：下肢静脉曲张。

中医诊断：筋瘤。

辨证：气滞血瘀。

取穴：局部阿是穴（凸起静脉处）。

操作：患者站立位。常规消毒，点燃酒精灯，一手持酒精灯，靠近针刺处，另一手持中粗火针，对准凸起的血管垂直快速进针，随即出针，令其出血，一般多是喷射而出，以其出血自尽或颜色发生改变为度，最后以干棉球按压针孔。每周 1～2 次，根据出血量决定时间。

每次治疗后嘱患者穿弹力袜，以加强其疗效。共治疗 7 次，凸起的静脉消失。

【探讨】本病在中医学中被称为"筋瘤"。自古医籍中对此就有记载，早在《灵枢·刺节真邪论》中就有相关记载："筋曲不得伸，邪气居其间而不返，发为筋瘤。"说明中医学对此病认识非常早，积累了丰富的经验。然而近代对此病认识不足，没有充分挖掘到古医学之精髓，完全依赖西医学，所以使大量患者不能得到及时正确的治疗，最后发展到严重阶段，导致并发症的发生，而最终依靠手术解决。如果能够及时正确地运用针刺处理，则能较快治愈，不会让患者迁延不愈。针刺治疗本病具有简单快捷、疗效确实、无副作用、痛苦小等优势。

本病刺血最宜选用火针治疗，火针具有温阳化气的作用，可激发局部经气，增加人体阳气，以温通经络，祛寒化湿，促进气血运行，使之出血，则使局部瘀滞之血尽快流出，祛瘀生新，血脉畅通，故能速愈。

二、结语

通过本病的针刺治疗，由此对现代疾病的治疗有一种感悟，原本能够简单解决的疾病，到了科学发达的现在，治疗却没有更好的方法了，一定等到严重时再去选择手术而受较大的痛苦，这是医学进步了还是落后了呢？我们不得不深思，今天有许多疾病在西医学中尚无有效的方法，但是用中医的方法则可以完全解决，但是这些有效的方法却得到不到传承，也得不到发扬，最终把这些精华之国粹都沉埋掉了。如本病，一旦发现后，就选择针刺治疗，仅几次就可以使疾病得以解决，也就不会有迁延不愈，导致病情越来越重的情况发生，甚至引起相关的并发症。可见中医之精髓还需要加大力度挖掘与传承。

第六节　水　肿

水肿是指身体某一个部位（以头面、眼睑、四肢、腹背）或全身浮肿的一类病证，临床十分常见，主要见于西医学中的急慢性肾炎、心力衰竭、肝硬化、贫血、内分泌失调及营养障碍等疾病中。古代很早就有对本病的针灸治疗记载，并且历代都有相关描述，为此积累了丰富的针灸学治疗经验。

一、针灸治疗水肿的相关记载

关于针灸治疗水肿的记载最早见于《素问·水热穴论篇》中，曰："帝曰：水俞五十七处者，是何主也？岐伯曰：肾俞五十七穴（督脉 5 穴、膀胱经左右各 20 穴、肾经左右各 22 穴、胃经左右各 10 穴），积阴之所聚也，水所从出入也。"后历代针灸医籍中皆有对水肿病的治疗经验，如《针灸甲乙经》中有："水肿人中尽满，唇反者死，水沟主之。水肿腹大脐平，灸脐中；水肿水气行于皮中，阴交主之；水肿腹大水胀，水气行于皮中，石门主之；水肿腹胀脾肿，三里主之；风水膝肿，巨虚上廉主之；面腹肿，上星主之……风水面胕肿，冲阳主之；风水面胕肿，颜黑解溪主之。"《中藏经》云："胞中水肿根在心，水赤，针心俞、巨阙、气海。腹中水肿从脾起，水黄，针脾俞、胃脘、水分。肺喘水肿从胸起，水白，针肺俞、肝募（期门）。小肠水肿从脐肿起，针气海。"《千金要方·水肿》曰："通身水肿，灸足第二趾上一寸，随年壮，又灸两手大指缝头七壮。"《针灸聚英·灵光赋》曰："劳宫医得身劳倦，水肿水分灸即安。"《针灸大成·水肿门》云："浑身水肿，曲池、合谷、三里……胃俞、水分、神阙。"历代所流传下来的针灸名著中均有对本病的治疗经验，这为临床治疗水肿提供了可靠的经验，一直为我们临床治疗起着重要的指导作用。

对于水肿病的针刺原则古医家亦多有相关之经验，如在《素问·汤液论篇》中指出了水肿病的治疗原则，有"开鬼门""洁净府"之法；《金匮要略·水气病脉证并治》也指出了"腰以下肿当利小便，腰以上肿当发其汗"的治法；后医家宋士瀛说："治法大要，身有热者，水气在表，可汗，身无热者，水气在里，可下。其间通利小便，顺气和脾，俱不可缓耳。"这些治疗原则至今在临床中仍然发挥着辨证指导作用，是治疗水肿病的基本要法。

二、辨证分型

通过历代医家之经验，结合临床实践治疗来看，治疗水肿当正确辨证是关键。中医认为本病的发生，主要与肺、脾、肾三脏有关，与膀胱、三焦关系密切。治疗水肿，首先当明确阴水和阳水、在表在里，还是属虚属实。

1. 阳水

发病比较迅速，多以面目水肿开始，继而遍及全身，肿以腰部以上为主，皮肤光亮，按之凹陷易恢复，小便短少而黄。苔白滑或腻，脉浮滑或滑数。

2. 阴水

起病缓慢，多于足踝部肿胀开始，继则波及全身，肿胀时轻时重，按之凹陷难以恢复，面色晦暗，小便清澈。舌淡，苔白，脉沉细或迟。

三、选穴原则

（一）根据阴水与阳水辨证取穴

1. 阳水

穴位：小肠俞、复溜、肺俞、列缺、肾俞、足三里、阴陵泉。

运用：治疗当以针法为主。

2. 阴水

穴位：中脘、水分、气海、肾俞、足三里、阴陵泉、关元。

运用：治疗当以灸法为主。

（二）根据水肿部位取穴

面部水肿常用水沟；颜肿配上星、冲阳；脐肿配灸神阙；少腹肿配曲泉；全身水肿取水分、石门、神阙等，并以灸法为主。

（三）临床常用经验取穴

穴位：水分、气海、阴陵泉、足三里。

运用：上述四穴是历代治疗水肿用之最多的穴位。

四、操作方法

（一）以水肿部位而定操作手法

水肿在上者或在上肢者，一般多用针刺法，或用刺络放血法，而肿在腰以下或全身水肿，一般多用灸法。

（二）以属实属虚而定操作手法

实证时一般用针刺法，对于局部浮肿者一般重视局部的针刺，或以刺络放血

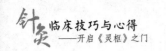

为用；对于虚证者应以灸法为主。

【探讨】虚证多见于辨证为阴水者，阴水为虚寒，所以应以灸法为主；实证多见于辨证为阳水者，阳水患者多见发热而渴，二便闭结，属实热证，所以一般不用灸法，当以针刺，以利尿发汗为主。

第七节 痿 证

痿证系指肢体筋脉弛缓、软弱无力，甚则引起肌肉萎缩或瘫痪的一类病证。临床以下肢多见，所以又被称为"痿躄"，是以一组症状群而确定的病名，是临床常见的一大类相关疾病。这类疾病是以肢体功能失用为核心，多没有疼痛的表现，或疼痛的症状轻微，多较顽固难治，一般多是顽症，如西医学中的运动神经元疾病、周围神经损伤、急性感染性多发性神经根炎、重症肌无力、进行性肌营养不良、外伤性截瘫、中风后遗症等，均属于痿证之范畴。

一、《黄帝内经》中相关病因病机记载

"痿证"是古往今来一类非常普遍的疾病，古医家对此非常重视，早在《黄帝内经》中已有较为全面的论述，在《素问》篇中还有相关的专论，名为《素问·痿论篇》，本篇是论述痿证最早的文献，其论述非常到位，对其病因病机分析的非常明确，自此后世医家临床运用多遵从本篇的内容。

《素问·痿论》："肺主皮毛，心主身之血脉，肝主身之筋膜，脾主身之肌肉，肾主身之骨髓。故肺热叶焦，则皮毛虚弱急薄著，则生痿躄也。心气热，则下脉厥而上，上则下脉虚，虚则生脉痿，枢折挈，胫纵而不任地也。肝气热，则胆泄口苦，筋膜干，筋膜干则筋急而挛，发为筋痿。脾气热，则胃干而渴，肌肉不仁，发为肉痿。肾气热，则腰脊不举，骨枯而髓减，发为骨痿。"

这一简短的论述已将本证的病因及症状分析得非常透彻。肺者脏之长，为五脏之华盖，饮食入胃经过脾的运化，上归于肺，肺朝百脉，将水谷之精微输布于

皮毛、筋骨、脏腑，以营养全身，故与五脏密切关系。根据病因影响脏腑的不同，分为皮痿（肺痿）、脉痿（心痿）、肉痿（脾痿）、骨痿（肾痿）、筋痿（肝痿）等五痿。

1. 皮痿

肺主身之皮毛，故名皮痿。症见色白而毛败，多兼咳喘，故也叫肺痿。

2. 脉痿

心主身之血脉，故名脉痿。症见色赤而络脉溢，也称为心痿。

3. 筋痿

肝主身之筋膜，故名筋痿。症见色苍而爪枯，也称为肝痿。

4. 肉痿

脾主身之肌肉，故名肉痿。症见色黄而肉蠕动，也称为脾痿。

5. 骨痿

肾主身之骨髓，故名骨痿。症见色黑而齿槁，也称为肾痿。

通过古医家对此论述，可明确本类疾病之原因。其病乃由于肺热叶焦，津燥水亏，邪热灼伤血脉；或肝肾亏虚，精血不足，筋脉失养，或饮食不节或感受外湿，脾气受伤，脾虚而致化生气血的功能减弱，肌肉失于荣养，或阳明湿热伤津，筋驰不收。

在《素问·痿论》中还有一个重要的论述，是治疗痿证的重要理论依据，曰："**阳明者，五脏六腑之海，主润宗筋，宗筋主束骨而利机关也……阳明虚，则宗筋纵，带脉不引，故足痿不用也。**"

对机体来说，经筋的作用就是连接骨骼、关节，并主持肢体的运动。因此经筋就是经脉系统的连属结构，其正常作用的发挥，正常产生力量受十二经脉的调节，有赖于十二经脉气血津液的濡养滋润，尤其是足阳明胃经。若阳明脉虚，不能行气血、营阴阳，胃液耗伤，不能濡养筋骨、滑利关节，上不能供心肺，至皮毛、脉络枯竭；下不能充肝肾，使筋膜、骨骼软弱，而致痿证形成。

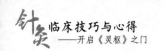

二、古代医家相关治疗经验

痿疾者，取之阳明（《灵枢·根结》）。治痿独取阳明的理论已是针灸界之共识，是针灸治疗痿证的最基本原则，其理论思想主要来源于《黄帝内经》中。《素问·痿论》言："治痿者，独取阳明何也？"《灵枢·根结》言："太阳为开，阳明为阖，少阳为枢……阖者则气所止息，而痿疾起矣。故痿疾者，取之阳明。"自此皆以此为治疗依据用于临床，并获得了显著的临床疗效。

《素问·痿论》言："阳明者，五脏六腑之海，主润宗筋，宗筋主束骨而利机关也。"所以痿证者取之阳明经的穴位独具疗效。痿证多由阳明气血亏虚，筋脉失养所致，而阳明为多气多血之经，用阳明经穴位可以补益气血，气血充足，筋脉得养，故能而愈。

各补其荥而通其输，调其虚实，和其逆顺，筋脉骨肉，各以其实受曰，则病已矣（《素问·痿论》）。这是对痿证治疗较为全面的认识，在临床治疗这类疾患时不应忽视，在以独取阳明理论原则指导下，还仍要根据其相关理论辨证用穴。在治疗痿证时应当察其所受之经，兼取其荥输而治之，如筋痿取阳明、厥阴之荥输；脉痿取阳明、少阴之荥输；肉痿取阳明、太阴之荥输；骨痿取阳明、少阴之荥输。以补五脏之真气，而祛五脏之热邪。气虚则补之，热盛则泻之，强调补虚泻实的运用，对于久痿感觉迟钝者，可适当深刺，适当留针，留针过程中施以合适的刺激，即为和其逆顺，故病可愈。

足缓不收，痿不能行，不能言语，手足痿躄不能行，地仓主之。痿不相知太白主之。痿厥，身体不仁，手足偏小，先取京骨后取中封、绝骨，皆泻之。痿厥寒，足腕不收，躄，坐不能起，髀枢脚痛，丘墟主之。痱痿，臂腕不用，唇吻不收，合谷主之（《针灸甲乙经》）。以上所用更为明确具体，其治疗是以痿所出现的部位和表现出的具体症状来选择相关的穴位，为临床具体实用之经验，临证对此可以参考运用。

后世医家在治疗痿证方面的总体思想仍以《黄帝内经》的理论为依据，后流传下来的经验也多与《针灸甲乙经》所载一样，明确到穴位的具体运用上。如《备急千金要方》："冲阳、三里、仆参、飞扬、复溜、完骨，主足痿失履不收。"《针灸大成》："手腕无力，列缺；足痿不收，复溜；脚弱，委中、足三里、承山；足缓，阳陵泉、冲阳、太冲、丘墟；足不能行，足三里、曲泉、委中、阳辅、三阴交、复溜、冲阳、然谷、申脉、行间、脾俞。"这些经验皆可供临床参考运用。

三、现代针灸临床治疗方法

现代针灸临床治疗痿证仍以"治痿独取阳明"为基本治则，上肢多取手阳明，下肢多取足阳明。属于肺热及湿热者，单针不灸，用泻法，或兼用皮肤针叩刺阳明经；肝肾阴亏、脾胃虚弱者加用灸法，针用补法。

1. 处方

上肢：肩髃、尺泽、曲池、手三里、合谷、腕骨、外关、阳溪。
下肢：环跳、髀关、风市、足三里、阳陵泉、悬钟、三阴交、解溪、太冲。

2. 运用

这些穴位是临床治疗痿证用之最多的穴位，但是用穴还需要根据疾病的早晚、病情的轻重、痿证所在的部位，以及脏腑受损的情况选择用穴。早期患者多属于热证，应注重清热的运用，最宜配合用皮肤针叩刺；随着疾病的延后，患者出现了肌肉萎缩，病证渐虚，所以应以补虚为主，用穴应当注意，并且宜加用艾灸治疗。

3. 配穴

邪热者一般加配少商、商阳、合谷；湿热者一般加配阴陵泉、脾俞、胃俞、内庭；肝肾阴亏者加配肾俞、肝俞、太溪。

【探讨】痿证的发生病因多较复杂，治疗较为棘手，所以临床表现也千变万化，病变范围一般也不局限于一脏一经，所以在治疗时必须应用中医的辨证原则，虽然在《素问·痿论》中提出了"治痿独取阳明"的治疗总则，但不可忽视辨证的运用，正是如此，在本篇中还提出了"各补其荥而通其俞"的具体治法，所以临证应当灵活运用。

痿证属于慢性疾病，多缠绵难愈，病程较长，要让患者一定坚持治疗，要有

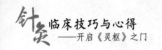

战胜疾病的信心，保持良好的情绪。在治疗的同时一定加强功能锻炼，防止肌肉的萎缩，以提高治疗效果。

第八节　痹　证

痹证是中医学中极为广泛的一类疾病，包含的内容涉及全身各个部位，也是针灸治疗最多见的一类疾病。有狭义和广义之分，《中藏经》对此解释曰："痹者，闭也。"《易·通志》言："痹者，气不达为病。"张介宾解释言："痹者，闭也，痹塞之意。"也就是说，凡是气机闭塞不通的疾病，都称之为"痹病"，这是广义上的痹证之称。狭义上的痹证就是指风寒湿邪等侵犯人体，而致气血痹阻，营卫不通所引起的肢体关节肌肤疼痛、顽麻、酸重等一系列证候，这是狭义之痹证，就是临床一般所言的痹证，这里所谈及的也是这一类的病证。

一、病因分类

《素问·痹论篇》言："风、寒、湿三气杂至，合而为痹也。其风气胜者为行痹，寒气胜者为痛痹，湿气胜者为着痹。"痹证是由风、寒、湿邪杂合而致，但由于三者的偏胜偏衰不同，临床表现症状也就不同。因其所致的病因不同导致疾病的症状也不同，由此分为不同的证型：根据表现的症状有行痹、痛痹和着痹之分；若素体阳盛，邪郁化热，则成热痹。

1. 风痹（行痹）

本型是以风邪为主，风为阳邪，易侵袭人体属阳的部位，正如《素问·太阴阳论》言："伤于风者，上先受之。"所以疼痛多位于人体的头部、项背部及五官七窍。因风邪善行数变，所以风邪而致的疾病走窜不定，其疼痛部位游走不定，遇风则重，所以又称为行痹。风为百病之长，《素问·风论篇》言："风者，百病之长也。"因此风邪多与他邪（寒、湿、热）相兼为病，成为风湿、风寒、风热等病邪。

2. 寒痹（痛痹）

本型是以寒邪为主，寒为阴邪，主凝滞收引，所以寒邪引起的病证，疼痛剧烈，有紧痛、拘急而痛的特点，所以又称为痛痹。其疼痛部位一般多较固定，遇寒加重，得热舒适。病邪尤其易侵犯各关节部位，如肩痛、腰痛、手足痛、膝痛等。

3. 湿痹（着痹）

本型是以湿邪为主，也为阴邪，其性重浊，所以湿邪导致的疾病多见于人体的下部，如腰痛、下肢痛、足踝肿痛，常并见肢体沉重、肿胀等症状，所以又称为着痹。因湿邪黏腻，所以其特性为疼痛部位固定不移，病程长久难以速效，多为顽症痼疾。湿邪因机体湿气重，所以其症状可见身体困重、大便不调之全身症状。

4. 热痹

本型因是热邪之疾，热为阳邪，其性炎上，所以热邪多发生在人体的上部，如头痛、目赤肿痛等；热邪发病较为复杂，由于阴血不足，阳气偏亢，或因湿生热而致，可见患处红肿热痛之表现；热邪所致疾病多发病急剧迅速，疼痛剧烈，常见口舌生疮、咽喉肿痛、大便秘结、小便赤热等全身症状。

二、针灸治疗

1. 风痹（行痹）

治则：行血祛风，疏经通络。

运用：在治疗本类疾病时，首要一点要抓住治风行血的治疗原则，所以在临床有"治风先行血，血行风自灭"的治则。临床治疗不仅可以选用行血的穴位，如血海、膈俞、三阴交、太冲等穴，也常用刺血的方法来治疗。再配以祛风的相关穴位，如风池、风府、风门、翳风、外关、风市、天柱、后溪等相关穴位。

2. 寒痹（痛痹）

治则：温经祛寒，通络止痛。

运用：因寒痹的病因为阴寒之邪，所以要抓住温热祛寒的治疗要则，所以在

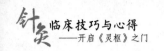
临床治疗时重用灸法及火针治疗，直接的作用功效，达到温通经脉，祛除寒湿之邪的目的。常用的穴位有大椎、至阳、腰阳关、命门、关元、神阙、足三里、膝阳关、申脉、合谷、后溪、昆仑等相关穴位。

3. 湿痹（着痹）

治则：健脾祛湿，化湿通络。

运用：湿邪易困脾土，脾主运化水湿，性喜燥而恶湿，故湿邪易伤脾。内湿的产生就因脾虚而致，所以湿痹应重视调脾治疗，常作为首选的穴位有：中脘、足三里、阴陵泉、脾俞、三阴交、丰隆等穴。在治疗湿邪时还应当散风治疗，因为湿邪常与风邪夹杂而至，另外"风能胜湿"，所以在治疗湿痹的时候，还应当适当加用散风祛湿的穴位，以加强祛湿的效果，如风池、风门、外关、风市、合谷等穴。热可以祛湿，所以存在湿邪时也常加用灸法或火针来治疗，但在治疗时应当注意，湿邪日久常可化热，所以当有了热邪的时候，就不可用灸法了。务必注意，运用恰当，可事半功倍；若运用不当，则会适得其反。

4. 热痹

治则：清热泻火，通经止痛。

运用：《内经》所言"热则疾之"，是指热邪浅刺出血的治疗方法，所以热邪最适宜于刺血拔罐法来治疗，是治疗热邪的最基本方法之一，常在各井穴、耳尖、太阳、委中、尺泽、大椎及病患处刺血治疗。针刺常用的穴位还有曲池、大椎，及各经的荥穴和井穴。另外因热邪伤阴，所以在治疗时要适当加用滋阴的穴位，尤其是阴虚热证时，常加用太溪、照海、复溜、三阴交等滋阴效穴。

第九节　癌　症

一、治疗现状

时下，是一个"谈癌色变"的时代，说明癌症正在蔓延普及，已成为影响人类健康的常见疾病。但目前医学对此治疗较为棘手，无论从病因、病机，还是从治疗方面来看，西医学对癌症均处在初步认识阶段，并是世界医学现阶段难以攻克的疾病。西医学对癌症的治疗主要从 3 个方面着手：一是手术，二是化疗，三是放疗。3 个方面的治疗手段，目前争议很大，因为这 3 个方面的治疗均存在着痛苦性大、副作用大、治疗效果差的实际情况，随着这些疗法在临床的长期运用，其治疗结果越来越清晰，所以人们对此治疗方案的争议及排斥也越来越大，严格来说，目前医学对癌症的治疗还是属于束手无策的情况。其实这一悲哀结果不应当出现在现阶段的中国医学史上，中医学对本病相关的记载，古代医籍中皆有非常明确的论述。

二、病因病机

中医认为癌症属于"癥瘕""积聚"等范畴。早在《黄帝内经》中就有"正气存在，邪不可干""邪之所凑，其气必虚"等相关理论的记载。癌症的发病正是由于正气不足，邪气偏盛，因不荣或瘀滞，血脉不能通畅运行，气血不通则阴邪在体内大量积聚，久而久之，形成"癥瘕积聚"，就是现代所言的癌症。

西医学认为人体中均有"癌基因"的存在，但是人体也有"抑癌基因"的存在，所以正常情况下，所谓"癌症基因"不会泛滥，二者应当保持着正常平衡发展，也就是说机体是一个阴阳平衡体。但是当机体有了变化时，在元气虚弱、阳气被阴邪抑制的情况下，就会发生阴阳失调，导致"癌基因"与"抑癌基因"的失调，发生一方面的过度旺盛而致。只有保持"抑癌基因"发挥正常作用，才能遏制"癌基因"的过度旺盛。如何保持"抑癌基因"发挥正常作用是防止癌症发生的关键。由此可见，病因病机均非常明确，针对其病因及病机对症治疗，补其虚或泻其邪，通其经脉，使"癥瘕积聚"得消。

三、现代中医学的治疗误区

现代中医学为何对癌症的干预没有发挥到积极的作用，这是与现代中医学对本病的治疗走入了误区有关，才使得中医学没有发挥其应有的作用。现代中医学受到西医学思想影响，所以中医对本病的研究完全落入了西医学思想，是头痛医头、脚痛医脚的思维模式，仅针对疾病而言，着重从"瘤"来考虑，没有从中医的辨证角度来考虑其治疗原则。所以现在大家都忙着研究哪种中药有抗癌的作用，哪种中药有化瘤的功效。现在中医界对这类疾病的治疗处方有一个共同的特点，就是都有一些所谓的抗癌中药，如山慈菇、半边莲、半枝莲、七叶一枝花、白花蛇舌草、蟾酥等药，认为这些药有抑瘤抗癌的功能，但是实际用这些药到底有多少价值呢？这种思想还是落入了西医学中的化疗、放疗思想，与西医治疗没有什不同，所谓的不同就是一个化学合成、一个是中草药而已。完全违背了中医学的辨证思维原则，才使得今天的中医学没有发挥出应有的效能，这是错误的也是可惜的。若能正确辨证，施以正确的辨证思路，根据患者的具体病情，通过四诊，明确病因，是气滞、血瘀、痰湿、邪热为主，还是阴虚、阳虚、气不足、血不足等。根据病邪的不同，采取不同的方法施以正确的治疗，恢复机体的阴阳平衡，故疾病得愈。若能以正确的中医思维面对今天之癌症，那么有效治愈本病并不是困难的问题。

由于针灸对本病的治疗受到现代中医药思想的影响，所以临床针灸医生也落入了抗癌穴位之思维，这种思维模式完全违背了针灸治疗原则，其治疗思想是背道而驰的，正确的治疗应当明确辨证是关键，首先根据针灸治疗总则，明确是虚是实、是热是寒、是何脏何腑之病、是何经之病的具体情况，采取适宜的方法辨证治疗。

四、基本治则

邪气多以气滞、痰凝、血瘀为主，所以治疗时当以明确邪实之因，气滞者以行气通滞为主，痰凝者当以祛湿化痰为主，血瘀者当以活血化瘀为主；虚证要明确是阴虚还是阳虚，是气虚还是血虚，还是气血两虚等，根据不同情况以补之，并根据脾胃为后天之本，以健脾胃而固护脾胃之气来提高正气，以针灸并用为基本治则。

五、治疗方法

（一）病变初期

病变初期多以邪实为主，虚证为辅，所以在治疗时应以泻实为主，兼扶正气。治疗应当明确病变的原因及病变脏腑，根据其病因泻其邪，补其虚，调其病变脏腑。在泻实同时，不应忽视补其虚的治疗原则，"积聚"在早期虽以实证为主，但仍存在着正虚的问题，所以不能一味地泻，在通滞化瘀祛邪的前提下兼以补虚。此时主要以背部的背俞穴、督脉穴位和脾胃经的穴位为主，并施以少量的刺血。灸法则以化脓灸为用，仍以督脉及背俞穴为主，以激发机体内免疫功能。

（二）病变中期

病变处于中期时正气开始严重受损，所以在此期应以扶正为主，祛邪为辅，此时以通经络、补正气为主，病在哪一脏腑，就通其相应的经脉，并加用化瘀祛痰的穴位来治疗，如阴陵泉、丰隆、太冲、肝俞、合谷、内关等穴位的运用，仍然要固护脾胃之气，并适当加用灸法，以温和灸为主，尤其在任脉与病变局患处施灸。

（三）病变后期

此时患者正气已大衰，治疗应以提高患者的生命质量，减轻患者痛苦，延长存活期为治疗思想。治疗主要以脾肾双补，气血双益为主。穴位以中脘、气海、关元、脾俞、肾俞、足三里等补穴为主，并重用灸法。

第十节　带状疱疹

带状疱疹是皮肤科常见疾病之一，病因非常明确，是为水痘病毒而致，西医主要以抗病毒及营养神经为主，这种西医治疗方式多数患者治疗疗程漫长，并且

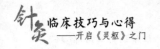

常留有后遗症，所以寻求特效方法治疗非常必要。针刺治疗本病具有见效快捷、痛苦小、无副作用、一般不留后遗症的优势特点，笔者在数十年的针灸临床中对此进行总结，整理了一套较为完整的治疗方案，具有疗效确实、适应证广泛、灵活多变的特点。

因为本病最常发生于腰部，所以在中医学中称为"缠腰火丹"，还俗称为"围腰蛇疮""蛇串疮""蛇丹""蜘蛛疮""火带疮"等。

一、辨证分型

1. 肝经郁热型

本型最为多见，主要见于疾病初期，是重要的发病之因。症见疱疹色鲜红，灼热刺痛，口苦，心烦易怒。舌红，脉弦数。

2. 脾经湿热型

本型主要见于疾病中期。疱疹色淡红，起黄白水泡或渗出糜烂，身重腹胀，脘痞便溏。舌红，苔黄腻，脉滑数。

3. 瘀血阻络型

本型多见于本病的后遗症期，遗留后遗疼痛。舌紫暗，苔薄白，脉弦细。

以上三种情况是导致本病的常见病因，所以临证时应当明确辨证，在主穴的基础上调加相应证型的配穴，便能效如桴鼓。

二、针灸治疗

（一）带状疱疹发病期

因本病最易发生于腰背部，其次发生于胸胁部为多，故将这两个部位的带状疱疹单独论述其治疗方法。

1. 腰背部的带状疱疹

基本处方：外关+足临泣+龙眼。

配穴：肝经郁热加行间、太冲、丘墟透照海；脾经湿热加三阴交、血海；瘀血阻络加血海、阳陵泉、委中。

2. 胸胁部的带状疱疹

基本处方：支沟（双侧）+阳陵泉（健侧）+丘墟透照海（健侧）+龙眼。

配穴：同上。

3. 其他部位带状疱疹

基本处方：曲池+血海+阿是穴+患处辨经配穴。

配穴：同上。

（二）早期带状疱疹（当疱疹尚未破损或仅有个别疱疹破裂时）

处方：薄棉灸法。

运用：将药用脱脂棉剥下一层薄薄的药棉，药棉越薄越好，药棉大小与病灶范围相等即可，但是药棉中间不能有空隙，将大小合适的药棉铺在疱疹上面，即可点燃，每日 1 次，多数 3 次左右即可痊愈，疗效非常好。

这个方法适宜于疱疹未破损的患者，除了五官、有毛发部位及生殖部位不能用，其他部位均可适宜。

（三）带状疱疹后遗症

带状疱疹如果治疗不当或治疗不及时，很容易导致后遗症，尤其是年龄较大的患者，所以在治疗时应当注意。后遗症的治疗非常棘手，西医尚无有效的方法，若能正确针刺治疗，疗效满意。

1. 刺血治疗

处方：大椎、膈俞、阿是穴。

运用：点刺后加拔火罐，一般每周 2 次。

2. 火针点刺

处方：阿是穴及病变周围点刺。

运用：第 1 个疗程时隔日 1 次，以后可每周 1 次。

3. 毫针治疗

处方：阳陵泉、外关、足三里、血海、丘墟透照海。

运用：一般隔日 1 次，每次 30～40 分钟。

三、特殊针灸操作方法运用

（一）刺血

1. 阿是穴

可用一次性刺血针头点刺放血加拔火罐；也可以用皮肤针在病变区叩刺，以微出血即可，可适宜于各个阶段的治疗。

2. 至阳、大椎、肺俞

本方尤适宜于急性期的治疗。

3. 关冲

本穴点刺放血适宜于耳部带状疱疹的治疗。

4. 龙眼

本穴为经外奇穴，其定位于小指尺侧第 2、3 骨节之间，握拳于横纹尽头处取穴。用一次性无菌注射针头点刺放血，适宜于各证型的患者。

（二）火针

1. 主穴

阿是穴。

2. 配穴

肝经郁热配行间、侠溪；脾经湿热配阴陵泉、水分、血海；气滞血瘀配太冲、膈俞、血海、肝俞。